Allegria

Der Autor

Erich Keller, Jahrgang 1949, war ursprünglich Betriebswirt, machte dann Ausbildungen in Psychotherapie, Aromatologie und Coaching. Als Coach, Trainer und Kursleiter arbeitet Erich Keller seit 1990 mit den verschiedensten Methoden humanistischer Psychotherapie, EFT (Emotional Freedom Techniques), der von ihm entwickelten Methode S.E.P.® (spirituelle energetische Psychologie) und Bewusstseinsarbeit. Er ist Dozent an einer Schweizer Fachschule für angewandte Psychologie im Bereich Ausbildung verschiedener Fachbereiche. Weitere Informationen unter www.erich-keller.de.

Vom Autor sind in unserem Hause erschienen:

Endlich Stille im Kopf
Endlich frei!
Endlich frei in der Partnerschaft mit EFT
Erfolgsblockaden auflösen mit EFT
In jeder Beziehung
Aromatherapie

ERICH KELLER

Endlich Stille im Kopf

mit der
Methode S.E.P.

Ullstein

Besuchen Sie uns im Internet:
www.ullstein-taschenbuch.de

Allegria im Ullstein Taschenbuch
Herausgegeben von Michael Görden

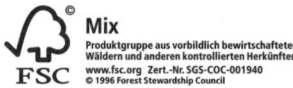

Ullstein Taschenbuch ist ein Verlag
der Ullstein Buchverlage GmbH, Berlin.
Originalausgabe im Ullstein Taschenbuch
1. Auflage Januar 2010
2. Auflage 2010
© 2009 by Ullstein Buchverlage GmbH, Berlin
Umschlaggestaltung: FranklDesign, München
Fotos Innenteil: Rena Keller
Abbildungen Innenteil: Rena Keller
Titelabbildung: Chad Baker/gettyimages
Lektorat: Marita Böhm
Satz: Keller & Keller GbR
Gesetzt aus der Baskerville
Papier: Pamo Super von Arctic Paper Mochenwangen GmbH
Druck und Bindearbeiten:
GGP Media GmbH, Pößneck
Printed in Germany
ISBN 978-3-548-74475-9

Inhalt

Morgen sei ein stiller Tag,
wo die Wolken vorbeiziehen,
aber den leeren Himmel nicht stören

Was ist S.E.P.?

S.E.P.® – spirituelle energetische Psychologie – entwickelte sich aus verschiedenen Methoden der energetischen Psychologie wie der Emotional Freedom Techniques (EFT), der neurolinguistischen Programmierung (NLP), des Advaita, der transpersonalen Psychologie und Ergebnissen der neuesten Gehirnforschung. Einflüsse bei diesem Prozess hatten die Veröffentlichungen von Ramesh Balsekar, Ken Wilber, Bruce H. Lipton, Ervin Laszlo, Itzak Bentov, T. D. A. Lingo, David R. Hawkins, Joachim Bauer, Harry Palmer, Peter Russel und mein Interesse an eigener Weiterentwicklung.

Ich gab der Methode diese Bezeichnung, da man mit ihr sowohl emotionale, körperliche und mentale Blockaden oder Störungen auflösen als auch spirituelle und meditative Erfahrungen erlangen kann. Aus meiner jahrelangen EFT-Praxis entwickelte sich die S.E.P.-Methode, die eine Brücke schlägt von Psychologie zu Spiritualität – vom Lärm des wild gewordenen Verstandes, der aufgewühlten Emotionen zu Stille im Kopf und der Erfahrung des Leerseins.

Zwei gegensätzlichen Brüdern gleich, vertrugen sich Psychotherapie und Spiritualität bisher nicht. Doch heute ist anzuerkennen, dass psychologische Krisen, Konflikte, Störungen auch einen spirituellen Hintergrund haben können oder die wirklichen Ursachen sind: Wandlungs- und Reifeprozesse wie das Ende der psychologischen Kindheit, die Erweiterung und Veränderung der Verhaltens- oder Denkgewohnheiten und letztlich das endgültige Erkennen und Verstehen. Sie können mit individuellen Befürchtungen, Ängsten, Verlusten und Herausforderungen verbunden sein und somatisiert werden. Wenn sie verkleidet sind wie eine larvierte Depression, kann es schwierig sein, diese zu durchschauen und mit dem ursächlichen Thema zu arbeiten.

Die Resultate sind – wie bei allen Methoden – immer abhängig von der Bereitschaft des Klienten, eine Veränderung zu erfahren oder Blockaden aufzugeben oder sich mit spirituellen Aspekten befassen zu wollen.

Bei S.E.P. benutzen Sie Ihre Hände. Mit ihnen halten Sie Partien (später ZONEN genannt) des Kopfes Ihres Klienten oder bei Ihnen selbst und klopfen sanft auf bestimmte Punkte. Dabei wird das Thema (Symptome, Konflikte, Leiden) angesprochen und dessen Inhalt oder Wahrnehmung verändert. Währenddessen kann sich die Tätigkeit des Gehirns verändern – das Denken verlangsamt sich oder es wird still. Unter bestimmten ZONEN liegen Bereiche des Gehirns, die damit angesprochen bzw. »angeklopft« werden können. Sie können stimuliert, harmonisiert oder sediert werden. Die Themen, die Sie damit behandeln können, sind keinerlei Beschränkung unterworfen. Die Methode kann von jedem schnell erlernt werden.
Um die Methode erfolgreich oder professionell anzuwenden, sind Erfahrungen der energetischen Psychologie oder sogenannten Klopfmethoden (EFT oder MET), der psychologischen Gesprächsführung oder therapeutischen Kurzzeitmethoden vorteilhaft, aber nicht Voraussetzung. Wenn ich im Weiteren von Klienten spreche, meine ich nicht, dass die Methode nur auf Menschen

mit therapeutischen Berufen ausgerichtet ist, ganz im Gegenteil: S.E.P. kann an sich selbst und an anderen Personen angewendet werden. Ich wiederhole:

> Sie können die Methode an sich
> selbst anwenden!

Seit zehn Jahren lehre und wende ich EFT, psychologische Beratung und verschiedene lösungsorientierte Kurzzeitmethoden sowie praktisches Advaita an. Bei einigen Klienten kam ich an die Grenzen der positiven Veränderung oder gar einer Transformation. Und irgendwann hatte ich dann einen Klienten, bei dem nichts half, nichts wirkte. Der Mann blieb in seinem Problem, seiner mentalen Verstrickung. Ich war ratlos und wollte ihn schon wegschicken mit dem Hinweis, dass ich ihm wohl, wie vielen anderen zuvor, nicht helfen könne. Da kam der Impuls, etwas ganz anderes zu tun. Ich erklärte ihm, dass wir jetzt etwas Neues ausprobieren würden, und er willigte ein. Ich legte beide Hände auf den Hinterkopf, hielt dann den Hinterkopf und die Stirn, klopfte danach sehr sanft mit einem Finger die Mitte der Stirn und ließ den Finger dort mit sanftem Druck ruhen.

Die Energieübertragung und Veränderung des Bewusstseins durch die Berührung des Dritten Auges oder Hypophysenpunkts des 6. Chakras ist ja ein traditionelles Ritual östlicher Lehren oder Meister. Heute wird dies beispielsweise durch die im Westen bekannte Deeksha-Methode praktiziert.

Der Mann wurde sehr still. Einige Minuten saß er mit geschlossenen Augen da und atmete sanft. Schließlich seufzte er erleichtert und teilte mit, dass er nichts mehr finde, kein Problem sei da, das zwanghafte Gedankenkreisen und -drängen wäre weg. Sein Kopf fühle sich leicht und leer an. Ich ließ ihn lange so sitzen. Ein stilles Wesen verabschiedete sich, ohne Worte zu finden. Auch zwei Wochen später, berichtete er, habe ihn die Stille nicht verlassen.

Mithilfe weiterer Klienten und Versuchspersonen begann ich, ein Prinzip zu erkennen und eine Struktur zu entwickeln. Was immer die Menschen berichteten – und oftmals nicht mit Worten beschrieben werden konnte –, war eine Stille, ein Friede, eine Zeitlosigkeit, eine Freiheit – was immer das für jeden Einzelnen bedeuten mag.

Später konnte ich durch gezielte Einstimmungssätze störende oder behindernde Überzeugungen angehen und durch förderlichere Sichtweisen ersetzen. Erkennbar war, dass die fokussierte Aufmerksamkeit auf eine Lösung und nicht das Problem durch das Halten bestimmter Kopfzonen und das Klopfen auf Klopfpunkten zu einem Fortschritt führte. Damit konnte eine Erlösung oder ein Erkennen als neue neuronale Verbindungen etabliert werden. Das sonst hinderliche Abschweifen der mentalen Programme und der Einfluss unbewusster Blockaden waren ausgeschlossen.

Mehr noch, es offenbarten sich bisher unzugängliche prägende Erinnerungen, die für die Leidens- oder Problemsituation ursächlich waren und im Verlauf der

»Behandlung« von ihren konflikthaften oder negativen emotionalen Inhalten getrennt wurden. Eine Episode, die nur noch als Erinnerung existiert und keinen Einfluss auf das momentane Leben und die aktuellen oder zukünftigen Entscheidungen hat.

Mehrfach wurde berichtet, dass klare Bilder oder bewegliche Szenen erschienen, die eine unmissverständliche Bedeutung für die Problematik oder das Leiden der Klienten hatten. Mittels weiterer Interventionen durch das Halten einer Kopfzone und Lösungssätze wurden sie so verändert, dass die Empfänger der Methode die Lösung oder Erlösung als tief gehend oder allumfassend – quasi in allen Zellen erfahrbar – wahrnahmen.

Über die Arbeit an dem Verstand hinaus kann mit der Methode auf die Gene eingewirkt werden, denn diese reagieren auf die Gedanken und Gefühle, die das Gehirn erzeugt. Das Thema Genexprimierung oder wie sehr Gedanken, Überzeugungen, Glaube auf die Gene wirken und wie diese praktisch und positiv genutzt werden können, wird im Verlauf des Buches erläutert.

Zu meiner Überraschung stellten sich auch körperliche Veränderungen ein, etwa das Auflösen von Schmerzen. Und doch ist es nicht verwunderlich, wenn man beispielsweise die Funktion eines chronischen Schmerzes kennt. Die Neuronen im »Schmerzgehirn« feuern weiter und erzeugen die Wahrnehmung von Schmerz, obwohl kein äußerlicher Reiz vorhanden ist. Beruhigt man diese ZONE lange und wiederholt und lenkt die Energie auf eine andere, erlischt das Feuern und der Schmerz. Auch bei Tinnitus wurde mir eine Besserung gemeldet, ein Schleudertrauma löste sich auf, Konzentrationsschwierigkeiten und Lernblockaden verschwanden. Da sich S. E. P. wie jede andere Methode weiterentwickeln kann, insbesondere durch Sie, bin ich auf den weiteren Verlauf gespannt.

WAS IST SPIRITUELL?

Der Name »spirituelle energetische Psychologie« bezieht sich auf ein weiteres Ziel der Methode: eine praktische, angewandte Spiritualität – eine Hinwendung zur Stille und entspanntem Da-Sein, einem alltagstauglichen meditativen Zustand, ohne dass ein psychologischer Verstand anwesend ist, der sich ständig einmischt.

Für mich war das einmal der Auslöser meiner Suche und Entwicklung vom Betriebswirt zu einem Meditierenden, Schüler eines Meisters, Coach, Therapeuten, psychologischen Berater und einem Menschen in Stille.

Mein erster Klient, der unvermittelt und von mir ungewollt in diesen Zustand der Stille ging oder gegangen wurde, zeigte mir, dass die Methode dafür geeignet ist – mindestens für einige Zeit – Stille und Frieden zu erfahren, diese tiefe Sehnsucht danach zu erfüllen. Das macht man mit S. E. P., indem der wild gewordene Verstand beruhigt und die Energie im Gehirn dahin geleitet wird, wo der Friede empfunden wird.

WAS WIRD GEMACHT?

Bei S.E.P. wird durch das Halten von speziellen Kopfzonen und das sanfte Klopfen von Kopfpunkten die
Gehirntätigkeit beeinflusst – von Beruhigung über Harmonisierung bis zu manchmal völliger Ruhe des sonst
übererregten Verstandes.

Weiterhin können durch Bildersprache, durch Assoziationen, Metaphern und das Wiederholen der von Ihnen
dem Klienten oder Empfänger vorgegebenen Sätze neue
Sichtweisen installiert, Blockaden gelöst, körperliche
Funktionen angeregt, verstärkt oder harmonisiert werden. Die Anwendung kann auch ganz ohne Kommunikation verlaufen.

Zur Verdeutlichung der Wirkungsweise von S.E.P. nun
einige Rückmeldungen von Kursteilnehmern bzw. An-
wendern (*vom Autor nicht verändert bzw. überarbeitet*):

»Letzthin kam eine Freundin zu mir, und man sah
ihr an, dass es ihr schlecht ging. Auf meine Frage,
was denn los sei, fing sie heftig an zu weinen und
vermochte kein Wort von sich zu geben. Fassungs-
los stand ich daneben. Da kam mir S.E.P. in den
Sinn. Ich hielt ihr die Kopfzonen so lange, bis sie
ruhiger wurde und die Tränen langsam versiegten.
Schließlich konnte sie mir den Grund ihres Un-
wohlseins erzählen. Ohne S.E.P. wäre das so nicht
möglich gewesen. Sie sagte mir dann, dass das
Halten am Kopf ihr sehr gut getan habe und sie
wirklich wieder klarer denken konnte. Ganz toll!«

» »Bei einer Klientin beruhigte sich der Tinnitus. Er war nicht mehr so ›giftig‹, nachdem wir eine Stresssituation mit S.E.P. behandelt hatten.«

» »Es ist für mich sehr hilfreich, S.E.P. anzuwenden, wenn ich in der Nacht aufwache und die Gedanken kreisen und ich sie nicht mehr abschalten kann. Während die Gedanken kommen, halte ich die Kopfzonen und kann dann wieder einschlafen. Zum Verarbeiten der Eindrücke des Tages ist das genial!«

» »U. hat mich mit S.E.P. im Kurs behandelt, um die Methode zu lernen. Dabei sollte er mir Fragen zu meinem Urteil stellen (*Anm.: Sie werden in Teil 1 und 4 Beispiele finden*). Ich bin dabei so schnell in die Stille und Entspannung geglitten, dass ich die anschließenden Fragen wie, wer dieses Urteil braucht, nicht mehr brauchte – der Verstand war schon verstummt.«

» »Vor ungefähr drei Monaten wandte ich S.E.P. bei einer 40-jährigen Frau, kurz N., an, die viele Jahre damit zugebracht hatte, ihre Kindheit zu verarbeiten (in Lehrgängen, Kursen, Vorträgen, Schulungen, Prozessen). Als kleines Mädchen wurde sie vom Vater geschlagen und von der Mutter zurückgewiesen, auch musste sie dauernd auf ihre drei Jahre jüngere Schwester aufpassen. Sie kam zu mir und teilte mir mit, dass sie ihren Persönlichkeitsprozess abgeschlossen habe, vieles aus ihrer Kindheit sei ihr bewusst geworden und aufgearbeitet.

Sie fühle sich jetzt bereit, sich auf eine Partnerschaft einzulassen, aber – es begegneten ihr keine Männer! Ich schaute diesen Wunsch mit ihr unter Anwendung von S.E.P. an. Schon nach etwa zehn Minuten (mit Halten am Nacken und danach Halten am Hinterkopf) stellte sich heraus, dass N. in ihrem Inneren auf eine schwarze Wand stieß.

Auf meine Frage, was sie mit dieser schwarzen Wand tun könnte, erwiderte sie: ›Ich male sie gelb an.‹ Ich hielt die Hände am Hinterkopf und auf der Stirn und forderte sie auf, dies zu tun. Die Wand wurde jedoch nicht gelb. Je mehr gelbe Farbe sie auftrug, umso transparenter wurde die Wand und sie sah Wiesen, Felder, Bäume, Äcker und Berge. Ich hieß sie willkommen auf der Erde. Dann nahm sie ein kleines Mädchen wahr, das jetzt keinen Schutz mehr in der Dunkelheit hatte und sehr verängstigt war. Es suchte den Schutz in einer dunklen Ecke – es war jedoch keine mehr da. Ich forderte sie auf, das Mädchen zu fragen, was es denn brauche. Die Antwort war: ›Einen Schutzengel.‹

Ich stand hinter N. und hielt ihre Stirn mit beiden Händen, und sie konnte ihren Kopf bei mir anlehnen. Sie bat den Schutzengel des Mädchens, zu kommen und es zu beschützen. N. fühlte sich ruhig, sicher und geborgen in dieser Situation. Der Engel nahm das kleine Mädchen an die Hand und ging mit ihm ins Schutzengelkinderheim, wo es in Sicherheit war und gut für es gesorgt wurde.

Gegen Ende der Anwendung – ich hielt N.s Kopf rechts und links und klopfte sanft auf die Fontanelle – fragte ich N., ob ihr bewusst sei, dass *sie* das kleine Mädchen war und sie als Erwachsene den Schutz der Dunkelheit und der Schwärze nun nicht mehr brauche, da sie vom Leben selbst geschützt sei.

Ihr Körper zuckte leicht. Es kam ihr die tiefe Erkenntnis, warum sie bisher keinen Partner finden konnte: Niemand konnte sie in dieser Dunkelheit, in der sie sich befunden hatte, sehen! Als sie ging, waren ihre Augen größer, klarer und strahlend.

Später schrieb sie mir eine E-Mail – sie hatte sich vor rund vier Wochen verliebt und es scheint, als ob diese Verbindung sich immer mehr festigen könnte. Auch beruflich kam sie weiter: Ihr Arbeitgeber bot ihr überraschend innerhalb der Abteilung eine bessere Position mit mehr Verantwortung, Personalführung und höherem Gehalt an.

Offenbar vermögen andere Menschen N. jetzt ohne diese schwarze Wand zu sehen (bzw. wahrzunehmen).«

»Eine Frau hatte enorme Angst vor einem Teamgespräch. Das letzte Gespräch war sehr kontraproduktiv ausgefallen, weil sie explodiert war, und allein der Gedanke daran, wieder teilzunehmen, brachte sie beinahe zum Weinen. Sie erklärte, sie fühle sich völlig hilflos und nicht in der Lage, bei diesem zweiten Gespräch ruhig zu bleiben, wenn sie vorher emotional so aufgewühlt sei.

Als Erstes legte ich ihr die Hände auf den Kopf, wie du, Erich, es uns gezeigt hast, und ließ sie einige Male ganz tief durchatmen, um dann allmählich zu einem ruhigen Atmen überzugehen. ›Es atmet dich, du brauchst gar nichts dazu zu tun und kannst jetzt loslassen und dich vollkommen entspannen.‹ Schon nach kurzer Zeit spürte ich, dass sie ruhiger wurde, nachdem ich anfänglich eine starke Unruhe (ein starkes Kribbeln) in meinen Händen spürte, die sich dann auflöste. Auf die Frage, wie sie sich fühle, antwortete sie: ›Ganz ruhig und gelassen.‹ ›Und wenn du jetzt an dein Gespräch von heute Abend denkst, wie fühlst du dich?‹ Sie erwiderte: ›Immer noch sehr ruhig und gelassen. Ich gehe da einfach mal hin.‹

Da ich selbst über diese rapide Verbesserung erstaunt war, wollte ich noch nachbessern, und zwar mit einem Klopfdurchgang *(Anm.: Die Anwenderin führt nun eine EFT-Sequenz durch. Diese Methode finden Sie in meinem Buch »Endlich frei mit EFT«, Verlag Allegria, beschrieben.)*:

›Auch wenn ich mich beim letzten Gespräch vollkommen hilflos und verletzt gefühlt habe, liebe und akzeptiere ich mich voll und ganz.‹

Und mit einem weiteren Klopfdurchgang:

›Ich erlaube mir, ganz ruhig und gelassen für mich zu stehen und die Meinung der anderen Teilnehmer zu akzeptieren.‹

Daraufhin fühlte sie sich ganz gut und strahlte. Lachend meinte sie, dass sie gar nicht wisse, was mit ihr passiere.

Am anderen Morgen erzählte sie mir voller Freude, dass das Gespräch sehr gut verlaufen sei.

Sie sei vollkommen ruhig und gelassen gewesen und habe mit den Menschen, die sie vorher so auf die Palme gebracht hatten, verhandeln und ihren Standpunkt klar vertreten können.«

»Eine junge Frau, die schwer krank ist (sie hat Amyotrophe Lateralsklerose, kurz: ALS) und das Heim wechseln musste (man hatte ihr am letzten Ort gekündigt), war depressiv und voller Zorn und Groll auf die Menschen, die ihr gekündigt hatten. Sie erzählte mir diese Geschichte immer und immer wieder und ärgerte sich von Neuem. Ich fragte sie, ob sie bereit wäre, diesen Ärger loszulassen, weil sie sich dabei nur selbst schade. ›Eigentlich will ich schon, ich kann aber nicht. Ich kann diesen Leuten nicht verzeihen, die haben mich so ungerecht behandelt, das werde ich ihnen nie vergessen.‹ Ich fragte sie, ob sie sich so gut fühle? ›Nein, es geht mir ganz schlecht.‹

Sie willigte ein, dass ich ihr die Hände auf den Kopf lege, und binnen kurzer Zeit wurde sie ganz ruhig, ihr Gesicht wurde ganz sanft und völlig entspannt, leicht rosig. Sie verfiel in eine wunderbar tiefe Entspannung. Ich ließ ihr Zeit und fragte sie schließlich nach ihrem Befinden. Sie antwortete: ›Ich fühle mich wie getragen. Ich kann mich nicht daran erinnern, wann ich das letzte Mal so entspannt war. Ich fühle mich richtig gut. Es ist mit mir etwas Gutes, kann es aber nicht beschreiben.‹

Ich bat sie, an die Menschen zu denken, die ihr unrecht getan haben. ›Was fühlst du jetzt?‹ ›Sie erreichen mich nicht mehr. Sie sind weit weg.‹

Beim nächsten Besuch erzählte sie mir, dass mit ihr etwas geschehen sei, sie wisse zwar nicht, was, aber sie fühle sich viel besser. Sie lachte öfters, und ihr ganzes Gesicht hatte eine friedliche Ausstrahlung, da war nichts mehr von Zorn und Groll zu spüren.«

»Am ersten Tag nach der Anwendung hatte ich den Eindruck, mein Atem (den ich seit Kindertagen unterdrücke) würde meine Bauchdecke bewegen, weil er endlich spontan bis dort hinunterfließt.

Ich spürte auch ein leichtes Wattegefühl um die Ohren und konnte nicht richtig gerade gehen. Der Kopf verkrampfte nicht mehr ganz so, und der chronisch ziehende Krampfschmerz hatte sich in eine tiefere Ecke verzogen. Ich habe ihn zu meiner Freude nicht das alte Verstecken spielen lassen und damit sogar gut meditieren können, was sonst eine ziemlich verspannte Sache war.

Es folgten ein paar Tage der Erschöpfung, so als hätte ich Muskelkater vom ewigen zu viel Tragen und Werkeln. Vielleicht auch einen Kater nach der ›Immer-beschäftigt-sein-müssen-Sucht‹.

Generell empfinde ich, dass die Angst etwas deutlicher vor mir steht und der Schmerz über die Schocks in meinem Leben nicht etwas zum Unterdrücken ist. Seit gestern Morgen gehe ich ziemlich durchatmend und beglückt meiner Wege, so als sei ein Stecker in seiner dazugehörigen Dose. Ich bin froh darüber und sehr motiviert, weiter auf diesem Weg zu gehen. Ich habe im Moment keinen Stress, bin rundum zufrieden und dankbar. Nochmals ganz herzlichen Dank für die Behandlung. Bestimmt habe ich ganz alte Muster in der Behandlung bei dir gelöst (Angst vor Männern, Übergriffen etc.).«

»Als ich nach der Behandlung rausging, spürte ich erst, dass ich völlig in mich gekehrt war und gleichzeitig nicht klar denken konnte. Dann hatte ich eine Blitzidee und kaufte mir unten im Laden, während ich darauf achtete, dass ich in meiner Welt bleibe, eine Rose als Symbol nach dem Motto ›Für mich (sowie für mein aufgemöbeltes Potenzial) soll's rote Rosen regnen‹! Die Heimfahrt nahm ich sehr gemütlich und blieb immer auf der rechten Autobahnspur, um nicht aus diesem legeren, schwebenden Gefühl rauskommen zu müssen. Ich weiß allerdings auch nicht, ob ich es anders überhaupt geschafft hätte. Zu Hause verlegte ich dann meinen Geldbeutel und suchte ihn immer wieder ein bisschen, aber eine Stunde lang fand ich ihn nicht und es war mir egal. Bis am Abend schwebte ich irgendwo zwischen den ›Welten‹ und hatte so ein lockeres Alles-ist-in-Ordnung-Gefühl dabei.

Ich kann jetzt meine Genialität annehmen, ohne das Gefühl zu haben, überheblich zu sein! Die Gedankenbremse ›Wie kann man nur so selbstherrlich und eingebildet sein«, wenn jemand von sich sagt: ›Ich bin gut‹, hat sich verabschiedet. Ich habe mich immer kleiner gemacht als alle anderen. Jetzt weiß ich, dass auch ich ›Größe‹ habe. Es ist wirklich seltsam, dass ich das so schreiben kann, ohne auch nur daran zu zweifeln oder mich in die eingebildete Ecke stellen zu müssen.«

WAS GESCHIEHT DENN DA?

Kann es wirklich sein, dass das Berühren des Kopfes und das sanfte Klopfen einiger Punkte am Kopf solche Wirkungen auslösen?

Dr. Joaquin Andrade hat eine Begründung für das erfolgreiche Klopfen von Punkten auf dem Kopf formuliert. Aufgrund seiner Forschungen über neuronale und biochemische Wirkungen kommt er zu einer einfachen Erklärung – jedoch nicht einfach zu nehmen für das traditionelle westliche Denken über Krankheit, Schmerz, Leiden. (Dr. Andrade und David Feinstein veröffentlichten bereits 2003 eine Studie, in der die Beobachtungsergebnisse von 14 Jahren klinischer Arbeit mit Energietherapiebehandlungen bei ca. 29 000 Patienten im Vergleich mit anderen Therapien und Medikamenten dargestellt wurden – mit positivem Urteil über die Energietherapien und -methoden.)

Dr. Anrade erläutert, dass beim Klopfen (bei S.E.P., EFT oder anderen Methoden) Areale der Haut benutzt werden, die mit besonders vielen Mechanorezeptoren ausgestattet sind, die nachweislich intensive neuronale Verbindungen zu Arealen im Gehirn haben: dem limbischen System, dem Hypothalamus, der Amygdala (wichtig bei Trauma!) u. a.

Er konnte nachweisen, dass durch die Stimulierung spezifischer Punkte und sensorische Stimulierung eine Reduzierung der Überaktivität bzw. Normalisierung der Hirnaktivitäten erreicht wird.

Aus der Hirnforschung mit bildgebenden Verfahren, z. B. funktionaler Magnetresonanztomografie (fMRT), wissen wir, dass bei traumatischen Erinnerungen, Angst, Schmerz, eine Übererregung im limbischen System und eine Hemmung im Bereich des präfrontalen Kortex stattfinden.

Darüber hinaus ist aus der neurobiologischen Forschung bekannt, dass das Aufrufen einer traumatischen Erinnerung eine Destabilisierung und Labilisierung der traumatischen Reiz-Reaktions-Verknüpfung mit sich bringt, sodass die Verbindung von Angstreaktion (Fluchtverhalten, Aggression oder Erstarrung) mit dem Reiz (dem Erinnerungsbild) einer Auflösung zugänglich wird.

Wenn nun der sensorische Input gleichzeitig im Moment des Aufrufens der traumatischen Erinnerung erfolgt, kann diese sensorische Überladung mit emotional neutralen Reizen (durch das Halten, Klopfen etc.) die Lösung der Verbindung mit der Angstreaktion unterstützen und auf dem Weg selbstorganisatorischer Prozesse neue funktionale Verknüpfungen (etwa im Sinne neuer positiver Glaubenssätze u. Ä.) ermöglichen.

Das Erinnerungsbild bleibt gespeichert, verliert aber seine symptomerzeugende Kraft. Unterstützt wird dieser Prozess durch biochemische Vorgänge, die bei der Angstkontrolle eine wichtige Rolle spielen.

Eine Einstimmung auf die syntropischen Felder, mit denen wir uns später noch beschäftigen, kann mittels klar formulierter Affirmationen oder Sätze erfolgen.

Syntropie ist der Drang nach Selbstvervollkommnung, der lebender Materie innewohnt, und die Fähigkeit lebender Systeme, sich auf einen in der Zukunft liegenden Zustand besserer Organisation auszurichten – Syntropie ist charakterisiert durch die Konzentration von Energie durch Ordnung.

Die mental erzeugten Felder, Bilder, Haltungen usw. der gebenden Person, die sich im Zustand des ruhigen und zentrierten Gewahrseins befinden muss, werden auf den Empfangenden übertragen. Die gewählten Sätze werden nach einer Einstimmung und Balancierung der Hirnlappen ausgesprochen, die sonst nicht hätten »empfangen« werden können. Sie können beim Empfangenden die verschiedensten, manchmal tief gehende strukturelle mentale Veränderungen auslösen, vor allem im Glaubenssystem und der Interpretation der Wahrnehmungen, aber auch im Körpersystem, was sonst mehrere oder langwierige Interventionen nötig hätte.

S.E.P. ist auch geeignet, Transformationen bzw. Veränderungen einzuleiten. Hierzu folgendes Beispiel:

> Herr H. hatte zahlreiche Ausbildungen im therapeutischen Bereich absolviert, eine Praxis eröffnet und Seminare angeboten – allerdings musste er sein Einkommen mit einer ganz anderen Tätigkeit erwirtschaften, die nichts mit Therapie zu tun hatte. Nun, Mitte fünfzig, spürte er das Unbehagen oder den Verdruss so deutlich, dass er sich für eine S.E.P.-Anwendung anmeldete. Nach einigen Minuten der Einstimmung und der Frage, was er jetzt

wahrnehme, antwortete er: »Ich sehe Bordsteine. Sie sind ganz nah. Ich stehe zwischen ihnen.«

Ich klopfte leicht auf der Fontanelle und hielt die linke Kopfhälfte, dann die rechte Kopfhälfte. Auf meine Nachfrage, was er jetzt wahrnehme, stellte er fest: »Sie sind weiter weg. Ich habe mehr Platz.« Nach einigen Wiederholungen fand er keine Bordsteine mehr; er stand allein und frei im »Raum«.

In den folgenden Wochen und Monaten erfuhr H. eine schöne Veränderung – für seinen Selbstwert und seine finanzielle Situation. Menschen kamen in seine Praxis, seine Seminare füllten sich, er schrieb ein Buch über seine therapeutische Arbeit und verdient sein Geld seither mit einer Tätigkeit, die er wirklich ausüben will.

Die Absicht, S.E.P. dafür einzusetzen, zielte darauf ab, eine Erfahrung zu beenden und eine andere Erfahrung erleben zu können, und dies dauerhaft.

Warum es so wichtig ist, mit einer Phase abzuschließen, hat folgenden Grund: Wenn wir etwas vollständig erfahren, ist es zu Ende. Doch Endgültigkeit löst keine Freude aus und ist keine Motivation, sondern führt zu der Befürchtung, dass etwas für immer vorbei ist. Dieser Vorgang geht unbewusst vor sich. Damit wird eine angestrebte Veränderung von vornherein unmöglich gemacht. Es handelt sich also um ein unbewusstes Sabotageprogramm gegen die Transformation oder endgültige Veränderung als Schutz vor einem Ende. Hier wird der physische Tod als Ende mit dem Ende einer Erfahrung verwechselt.

So wie eine Teilnehmerin des S.E.P.-Prozesses sagte: »Ich verwechselte Neugier und freudige Erregung mit Angst und lebte so bis heute in ständiger Angst, vor allem wenn etwas Neues begann und etwas Altes endete.«

Individuelle Sätze können für den Klienten formuliert werden, wenn dessen Themen, Konflikte oder Blockaden bekannt sind. Sie ergeben sich aus dem Anfangsgespräch oder der Anamnese.

Mit Erlaubens- und Wahlsätzen können gezielt gewünschte Erfahrungen (Was will anstelle des Problems erlebt werden?) und auch Über- oder Unterfunktionen des Gehirns bzw. der Botenstoffe »angesprochen« werden.

Ein Beispiel dazu:

Frau Z. entschloss sich im Alter von 55 Jahren zu einer Ausbildung zur Heilpraktikerin, nachdem sie über 20 Jahre lang im Bereich Buchgestaltung am Computer tätig gewesen war. Nun drängte »es« sie, in diesem Leben noch einmal etwas anderes zu machen. Des Lernens völlig entwöhnt, bat sie mich in einer S.E.P.-Anwendung um Unterstützung. Sie bekam sie durch diese Anweisungen für das Gehirn:

»Querverbindungen erleichtern.«
»Querverweise erinnern.«
»Alle Inhalte verbinden.«

Eine Woche später erzählte sie mir, dass ihr das Lernen so viel leichter falle, es geschehe so mühelos. Sie hat die Ausbildungszeit radikal gekürzt und nach sehr kurzer Lernzeit ihre Prüfung mit Leichtigkeit bestanden.

S.E.P. kann nicht nur dafür eingesetzt werden, um eine Ausdehnung über die bisherigen Begrenzungen hinaus erfahrbar zu machen. Die Einsatzmöglichkeiten reichen noch viel weiter: nämlich um einen Zustand der Befreiung und Losgelöstheit herbeizuführen, einen Zustand der Endgültigkeit, des Akzeptierens des Seins, wie »Sein ist«, analog des Wu-Wei-Prinzips, der Bedingungslosigkeit, einer Gleich-Gültigkeit – wie immer Sie das nennen möchten.

S.E.P. WIRKT AUCH BEI KÖRPERLICHEN STÖRUNGEN

Diesen Fall schickte mir eine Kursteilnehmerin mit der Erlaubnis, ihn zu veröffentlichen.

»Meine Tochter Marina, 25 Jahre jung, begnadete Salsa- und Sambatänzerin und nebenbei Projekt-assistentin an einem Institut mit sechs- bis neunstündiger Arbeit am PC, besuchte vor einem Jahr die Eröffnung des »Mega-Erlebnis-Einkaufs-Paradieses Westside« in der Nähe von Bern. Im Aqua-Park schlug sie am Ende der Wasserrutschbahn mit dem Kopf an der Seitenplanke auf.

Die Folge: eine starke Gehirnerschütterung und ein, wie es schien, therapieresistentes Schleudertrauma. Die Arbeit am PC verstärkte noch die

Symptome wie Kopfschmerzen und Konzentrationsstörungen. Nachdem sie für kurze Zeit mithilfe der Dorn-Breuss-Methode beschwerdefrei war, setzten die unliebsamen Leiden wieder ein, und sie entschied sich gegen meinen Rat als Mutter und Heilpraktikerin, einen Chiropraktiker aufzusuchen.

Das Resultat war, dass sich die Beschwerden sehr stark verschlimmerten. Gesagtes konnte sie sich nicht mehr merken und sie musste Satz für Satz aufschreiben. Am Wochenende stellte sich trotz stärkster verschreibungspflichtiger Medikamente keine Besserung ein. Den Tipp vom Chiropraktiker, einen Notfall-Chiropraktiker aufzusuchen, ignorierten wir, da nun diese Therapie definitiv nicht mehr infrage kam. Ihre größte Angst, nie mehr tanzen zu können, verstärkte wahrscheinlich die Symptome.

Nach ihrem Hilferuf und auf dem Weg zu ihrer Wohnung überlegte ich, was ich noch für sie tun könne, abgesehen von meinen selbst gemischten homöopathischen Tropfen. ›Gebrauche deine Hände‹, war die Antwort. So legte ich ihr meine Hände zuerst die Wirbelsäule entlang auf und als ich beim Kopf angelangt war, wandte ich das S.E.P.-Schema an, so wie ich es gelernt hatte. Beim dreimaligen Beklopfen der Schädelkalotte (Fontanellenbereich) ging ein Zittern oder Erschauern durch ihren Oberkörper, und ich dachte mir, dass das vielleicht zu viel war. Nichtsdestotrotz machte ich weiter und wiederholte das Auflegen der Hände nach dem S.E.P.-Schema am Kopf. Beim nochmaligen Beklopfen der Schädelkalotte (drei Mal ganz zart) blieb ihr Oberkörper ruhig. Jetzt ist gut, dachte ich mir und fragte sie, welcher Griff für sie am angenehmsten sei. So legte ich ihr zum Schluss die rechte Hand auf die Stirn und die linke Hand an den Hinterkopf.

Danach legte sie sich hin und schlief tief entspannt und ruhig.

Am nächsten Tag rief sie mich freudig an: ›Gestern Abend war ich mit nur wenig Schmerzen tanzen und heute Morgen bin ich das erste Mal ohne Kopfschmerzen aufgewacht, ein freier Kopf, was für ein Supergefühl! Die Arbeit am PC macht mir auch nichts aus, und gleich werde ich endlich wieder einmal joggen gehen können!‹

Selbst überrascht von diesem Ergebnis, bin ich überglücklich, dass ich die S.E.P.-Methode erlernen durfte. Ich bin überzeugt, dass die Schmerzfreiheit anhält – und wenn nicht, wenden wir S.E.P. erneut an.«

ZIELE UND MÖGLICHKEITEN VON S.E.P. – EINE KURZE ÜBERSICHT

✔ *Lärm und Unruhe identifizieren und abstellen:*

- Blockaden und Widerstände mit mentalen, emotionalen und körperlichen Auswirkungen auflösen
- Negative Zustände/Emotionen löschen und positive Zustände/Gefühle erzeugen und integrieren
- Mentale Ruhe oder Ausgeglichenheit

✔ *Genexprimierung:*

- Voraussetzungen für Genexprimierung schaffen – die Zustände Liebe, Wertschätzung, Demut, Anerkennung, Dankbarkeit
- Intention/Absicht formulieren für Genexprimierung

✔ *Wachstum, Krisen, Identitäten und Erfahrung von Stille:*

- Auflösung von Identitäten und Verwicklungen
- Bewusstseinsprozesse der Einsicht und des Verständnisses
- Erfahren von Stille im Kopf, von Leere

Die Methode

DIE S.E.P.-PUNKTE UND -ZONEN

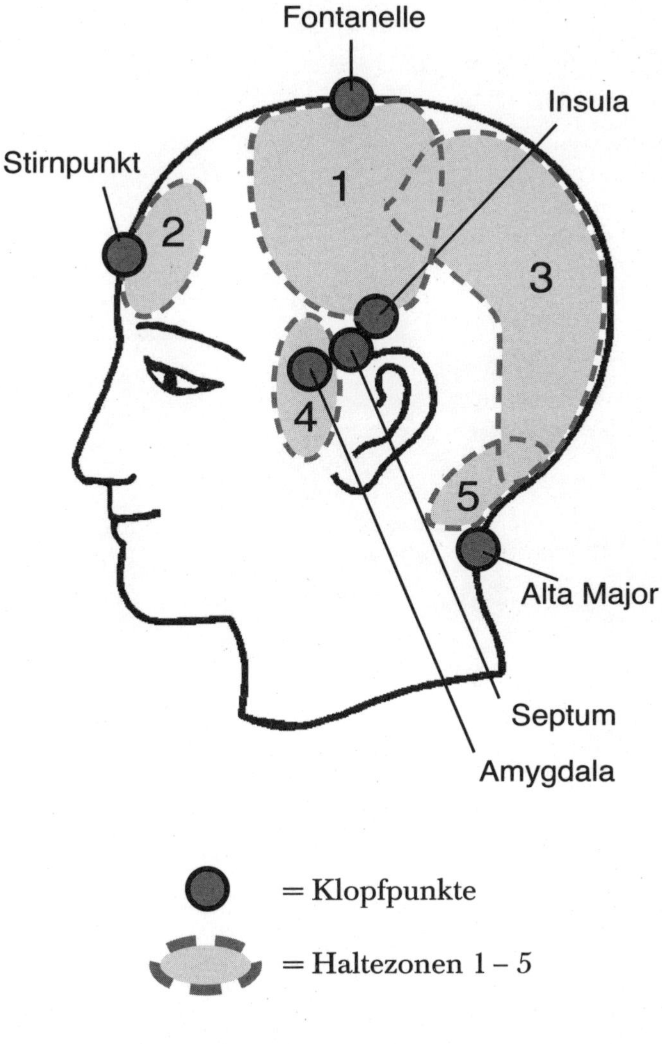

Fontanelle

Insula

Stirnpunkt

1

2

3

4

5

Alta Major

Septum

Amygdala

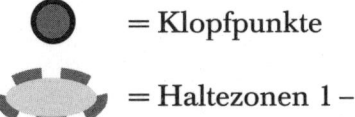

= Klopfpunkte

= Haltezonen 1 – 5

DER ABLAUF

1. START, EINSTIMMUNG
2. DAS THEMA BEHANDELN
3. ABSCHLUSS UND AUSKLANG

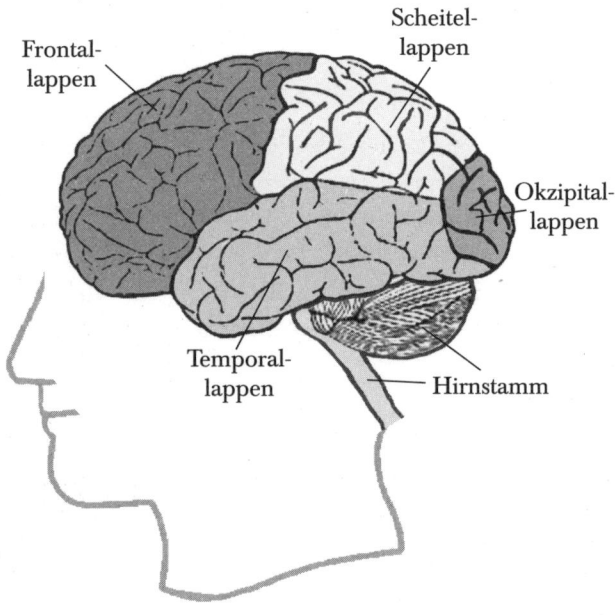

Die Gehirnlappen

1. START, EINSTIMMUNG

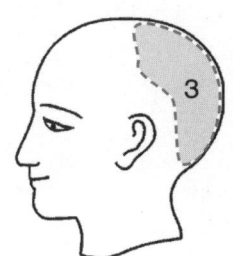

■ Sie beginnen S.E.P. beim Hinterkopf (dem Okzipitallappen/Parietallappen) – ZONE 3.

Dieser erste Schritt dient der Beruhigung des Parietalbereichs des Gehirns, denn dieser ist beinahe ständig überlastet und verbraucht die meiste Energie. Fast alle Menschen mit westlichem Lebens- und Arbeitsstil sind davon betroffen. Es ist, als würde dieser Bereich ständig auf Hochtouren laufen. Hier findet der »mentale Burnout« statt.

Legen Sie beide Hände bei sich oder einem anderen – bzw. Ihrem Klienten – von unten nach oben an den Hinterkopf, dabei bilden die Hände eine Schale und halten den Kopf. Umfassen Sie eine möglichst große Fläche. Geben Sie dem Kopf Halt, sodass er geschützt ruhen kann.

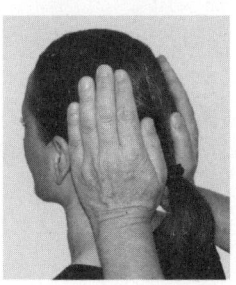

Halten Sie so für *mindestens* 1 Minute.

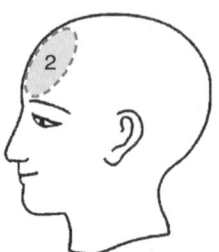

- Wechsel zu Stirn/Stirn-
  lappen (präfontaler
  Cortex/Frontallappen) –
  ZONE 2

Halten Sie mit einer Hand den
Hinterkopf mittig und legen Sie
die andere Hand vor die Stirn;
von welcher Seite, ist nicht von
Bedeutung.

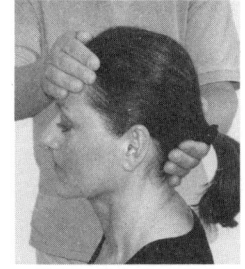

Bleiben Sie in dieser Position
mindestens 1 Minute.

Je länger Sie diese Position halten, desto mehr Beruhigung setzt bei den meisten Menschen ein. Schon diese
Sequenz kann eine deutliche Veränderung der Gehirntätigkeit bewirken. Nicht selten gelangen die Gehirnwellen hierbei in den Thetabereich (siehe Seite 101), was
einer tiefgehenden Meditation oder Entspannung nach
erschöpfender körperlicher Tätigkeit entspricht.

Diese Wirkung kann für Sie oder den Klienten/Partner
schon sehr eindrücklich sein. Sie oder der Empfänger
sind zentriert, ruhig, der Verstand kann dadurch »langsamer« oder stiller werden. Die Aufmerksamkeit ist auf

das Hiersein fokussiert. Sie können es dabei belassen und müssen nicht sprechen. Sie können auch mit S. E. P oder einer anderen Methode Ihre Behandlung fortsetzen.

■ Wechsel zu Fontanelle/
   Balken (Zentralfurche/
   Cortex) – ZONE 1

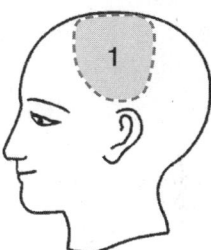

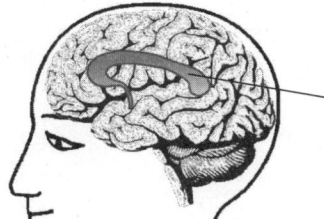

— Sitz des Balkens

Legen Sie die rechte und linke Hand auf den Bereich links und rechts auf dem Kopf wie in dem Bild. Tief darunter liegt der Balken, der die rechte und linke Gehirnhälfte verbindet. Sie bedecken so teilweise den Frontal-, Parietal- und Temporalbzw. Schläfenlappen. Sie können dabei für sich ein Thema assoziieren und/oder es den Klienten

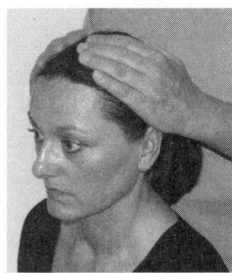

nachsprechen lassen, dass alle Bereiche miteinander verbunden sind bzw. gleichzeitig die von Ihnen ausgehende Energie oder Intention empfangen. Der Mittel- und/oder Zeigefinger ruht auf der Fontanelle. Probieren Sie ein leichtes Tippen auf dem Fontanellenpunkt.

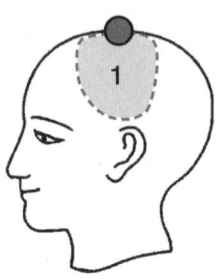

Halten Sie diese Position für *mindestens* 1 Minute.

Sie können auch die rechte und linke Hand abwechselnd auflegen, mit dem Mittel- oder Zeigefinger klopfen und auch einen Finger mit sanftem Druck auf der Fontanelle ruhen lassen. Sie können ein Thema ansprechen oder diese Sequenz ohne ein Thema durchführen.

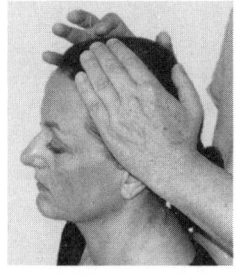

Einige Klienten berichten, dass sie in dem Moment, in dem sie dort eine dauerhafte Berührung spürten, merkten, wie sich ihr Denken verlangsamte und schließlich aussetzte. Sie nahmen zwar noch alles um sich herum wahr, doch der urteilende Teil des Verstandes war in Ruhe. Manche Klienten werden einfach still, und ich lasse sie so sein, solange sie möchten.

2. DAS THEMA BEHANDELN

Sie sind immer noch mit Ihren Händen auf der ZONE 1. Ab jetzt können Sie den Klienten oder Partner nach seiner Wahrnehmung fragen. Sie können auf das zuvor festgelegte Thema mit Fragen, Metaphern und Assoziationen eingehen oder durch Lösungssätze eine Veränderung oder Entscheidung für einen anderen Zustand bewirken.

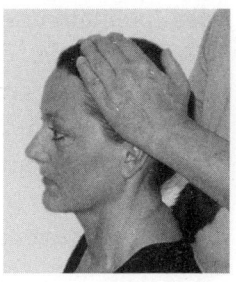

Wenn sich körperliche, emotionale oder physiologische Veränderungen zeigen, dann nutzen Sie diese als Indikator oder Zeichen, dass die Methode wirkt. Der Klient streckt sich, Druck im Brust- und Bauchraum lässt nach, Muskeln entspannen, Nervosität wird geringer, Gesichtszüge glätten sich, Lächeln, Lachen.

Nun können Sie mit Fragen versuchen, diesen Zustand auszuweiten und damit Begrenzungen aufzulösen.

Zum Beispiel:

»Wie weit kann sich dieser Zustand ausdehnen?«
»Wie viel größer kann es noch werden?«
»Wie viel weiter kann es werden?«

»Wo ist die Grenze?«
»Findet sich eine Grenze?«
»Hat das ein Ende?«
»Kann man sich erlauben, diesen
Zustand auszuweiten?«

Kommt der Klient an eine Grenze, kann diese über-
schritten werden, indem man ihn auffordert, nach der
äußersten Grenze dieser Befindlichkeit zu suchen. Auch
wenn er kommentiert, es sei so still, können Sie den
Klienten eine weitergehende Erfahrung machen lassen.

Die Aufforderung, er solle nun die *äußerste* Grenze
dieser Stille finden, schickt den Verstand auf die Suche.
Da er sie nicht findet, bleibt er in der Stille.

Klienten können sich schon bei dieser Sequenz völlig
von ihrer Alltagsidentität lösen und sich als leeren Raum
oder Da-Sein wahrnehmen.

Hier können Sie dem Klienten auch Befreiungssätze vorgeben, die er wiederholt:

»Ich muss nichts tun.«
»Ich kann langsamer werden.«
»Ich kann frei von dieser Gewohnheit sein.«
»Ich erlaube mir, klar zu sehen.«
»Das Leben kann leichter sein.«

■ Wechseln Sie zu Halten
von Hinterkopf –
ZONE 3 – und Klopfen
des Stirnpunkts.

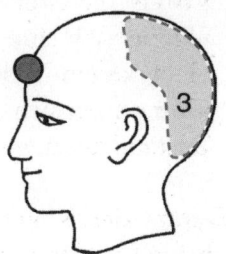

Halten Sie den Hinterkopf wie in
der Einstimmung und klopfen Sie
mit dem Zeigefinger den Stirnpunkt. Sie können mit den Lö-
sungs- und Befreiungssätzen fort-
fahren oder die Wahrnehmung
abfragen.

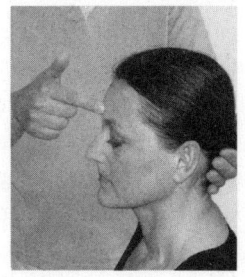

»Willst du die Wahrnehmung verändern,
beeinflussen oder darf sie so bleiben?«
»Wie soll sie sein?«
»Wie genau?«

■ Wechseln zum Halten
des Stirnpunkts.

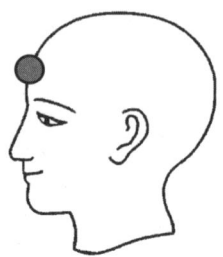

Sie können nun Zeige- oder
Mittelfinger – ohne den Kopf
zu halten – auf dem Stirnpunkt
ruhen lassen. Der Inhalt Ihrer
Kommunikation dabei richtet
sich nach dem Thema. Je länger
der Finger dort einen sanften
Druck ausübt, desto fokussierter
ist der Klient. »Halten« Sie damit
eine bereits erzielte Veränderung
oder ein Thema.

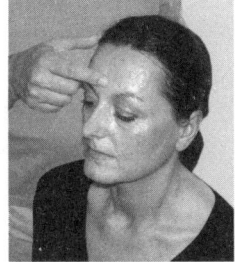

EIN BEISPIEL FÜR EINE ANWENDUNG

P., 55 Jahre, Sekretärin, viel Verantwortung, viel Stress, allein lebend. Sie möchte aufgrund von Erzählungen S.E.P. kennenlernen. Wir fangen mit keinem Thema an. Das ist ja auch nicht nötig. Nach fünfminütiger Einstimmungssequenz frage ich nach ihrer Wahrnehmung.

»Ich fühle mich wie in Wasser stehend.«

Ich klopfe ständig sanft den Fontanellenpunkt.

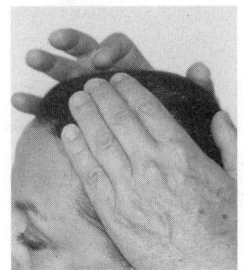

Nach einer Weile: »Das Wasser geht jetzt weg.« Später dann: »Ich sehe nur noch so etwas wie eine kleine Brandung am Horizont.«

Ich halte den Hinterkopf und die Stirn.

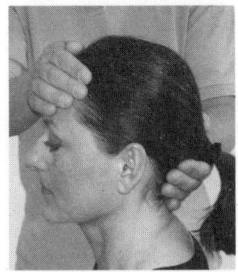

Nach weiteren drei Minuten frage ich nach
ihrem Befinden.

»Es ist so leer.«
»Ist es in Ordnung, leer zu sein?«
»Ich weiß nicht, ob ich das behalten möchte.«
»Was könnte geschehen?«
»Ich könnte nicht mehr so funktionieren.«

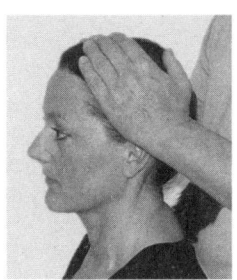

Ich halte weiter seitlich die
ZONE 1 und klopfe den
Fontanellenpunkt.

»Wer weiß, wie man oder frau funktionieren soll?«
»Ich weiß es eben.«
»Ist das Wissen oder Recht-haben-Wollen?«

Stille.

Dann: »Ich weiß es besser
als das Leben.«

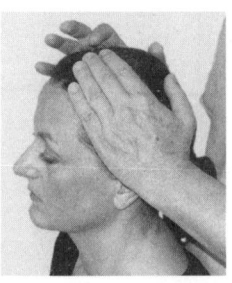

Stille. Ich halte weiter,
ohne zu klopfen.

Frage: »Ist das Widerstand?«

Pause.

»Ich kämpfe mit der Wirklichkeit. Das ist ja absurd.«

Ich halte weiter.

»Und was ist jetzt?«
»Nichts mehr.«

Sie war etwas erschüttert (positiv), blieb still sitzen und konnte lange nicht sprechen.

Dann meinte sie lachend: »Was für ein Irrtum, dieser Kampf, dieser Widerstand.«

Am nächsten Abend erhalte ich eine Mail.

P. schreibt:

»Ich habe mich auf das Sofa gelegt und so etwa fünf Stunden geschlafen. Danach habe ich ein Bad genommen. Auch im Bad bin ich eingeschlafen, bis mich das kalte Wasser geweckt hat. Dann bin ich ins Bett und habe 13 Stunden geschlafen. Das erste Mal seit ewigen Zeiten habe ich den Wecker nicht gehört. Etwas hat sich völlig verschoben. Ich bin nicht mehr wie vorher und habe keine Erinnerung mehr, was vorher war. Die Anwendung war sehr interessant und auch meine Erfahrung, dass sich dieser kompakte Punkt, der ich war, umgeben von diesem Wasser oder Meer, plötzlich aufgelöst

hat und mit diesem immer grenzenloser und weiter
werdenden Wasser verschmolzen ist. Es war dann
auch kein Wasser mehr, sondern einfach nur leere
Fläche ohne Rand. Ich melde mich wieder, wenn
ich etwas weiß oder benennen kann.«

3. ABSCHLUSS UND AUSKLANG

Legen Sie nach der Einstimmungssequenz oder wenn Sie
kein weiteres Thema mehr
behandeln wollen oder wahrnehmen, dass sich Ihr Klient in einem
veränderten, stillen Zustand befindet, Ihre Hände auf ZONE 1
oder auf die Schultern.

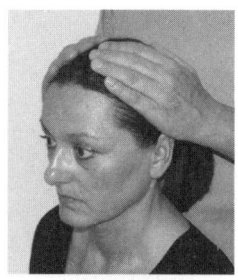

Bleiben Sie so *mindestens*
1 Minute.

Lassen Sie den Klienten allein
sitzen. Sie können ihn mit dem
Hinweis, dass Sie in wenigen
Minuten zurückkommen,
verlassen. Für viele meiner
Klienten hat sich das als willkommen erwiesen, damit sie den
Zustand mit sich allein genießen
können.

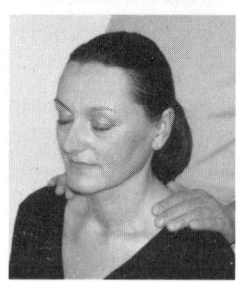

■ Klienten empfehle ich nach der Anwendung, S.E.P.
an sich selbst durchzuführen, um die Lösungen zu
stabilisieren. Beispielsweise können sie beide Hände
links und rechts auf ZONE 1 legen, die Fontanelle
klopfen und dabei ihre Sätze wiederholen. Das Gehirn wird sich diese nur nach mehrfacher Wiederholung merken. Um starre Gewohnheiten abzu-
legen oder alte Denkmuster zu löschen, braucht es
die Wiederholung – etwa einige Tage lang einmal
täglich.

Die hier beschriebene Abfolge ist eine Empfehlung. Sie können die Abfolge variieren, verändern. Bitte betrachten Sie diese Methode als
eine Möglichkeit der Veränderung und Entwicklung Ihrer eigenen Vorgehensweise. Es ist quasi
ein Bausteinkasten. Wie Sie die Bausteine an-
ordnen und welche Sie nutzen, bleibt Ihnen
überlassen. Sie können S.E.P. mit jeglicher anderen Methode kombinieren.

ERGÄNZENDE HINWEISE

- Entscheiden Sie, ob Sie die Methode im Sitzen oder Stehen durchführen möchten. Ihr Klient kann sitzen oder liegen. Liegt der Klient auf einer Liege, müssen Sie einige Griffe des Haltens anders als beschrieben ausführen, denn ich gehe hier immer davon aus, dass der Klient sitzt. Auf jeden Fall sollten Sie eine entspannte Haltung, einen sicheren Stand oder eine bequeme Sitzposition einnehmen, von der Sie den Kopf des Klienten im Laufe der Sequenzen oder der Anwendungsvarianten berühren oder halten.

- Zitternde oder schwitzende Hände und ruckartige Bewegungen bitte vermeiden.

- Nähern Sie sich dem Kopf sanft und langsam und fragen Sie nötigenfalls nach dem Empfinden der Berührung. Nicht alle Menschen können sich auf so intime Weise direkt anfassen lassen – aber die meisten! Fasse ich zu fest, ist der Druck oder die Berührung unangenehm oder sogar bedrohlich?

  Löst das Berühren spontan eine Erinnerung an ein negatives, schmerzhaftes Erleben aus, empfehle ich, dieses Thema erst einmal mit S.E.P. zu behandeln.

- Eine Hand ist immer haltend oder führend am Kopf des Empfängers. Denn es kann sein, dass Ihr Empfänger in einen sehr entspannten oder leeren Zustand gewechselt ist und die Kontrolle über die Halte- und Aufrichtungsmuskulatur des Kopfes aufgegeben hat.

■ Manche Menschen spüren den Energiefluss der Hände auch ohne direkte Berührung.

Durch Rückmeldung von Klienten habe ich die Wirkung oder Einwirkung der Hände auf Kopfzonen auch aus mehr als einem Meter Entfernung erfahren.

IHRE EINSTELLUNG

Ausschlaggebend für den Erfolg einer Harmonisierung oder Auflösung von Blockaden mit emotionalen, körperlichen oder mentalen Beeinträchtigungen ist nicht nur die Bereitschaft, die Einstellung oder der Wille des Klienten. Den größten Einfluss übt ein behandelnder Experte, eine Autorität, ein Arzt, ein Therapeut, ein Coach oder ein Berater aus. Studien belegten hierzu:

– Wenn der Experte *nicht* glaubte, dass die Anwendung einer Methode oder eines Mittels eine tödliche Krankheit verhindern konnte, starb der Patient, unabhängig davon, welche Methode angewandt wurde.
– Wenn der Experte *nur teilweise* der Auffassung war, dass der Geist für die Gesundheit oder das Wohlergehen des Klienten eine Rolle spielte, stieg die Überlebens- bzw. Genesungsquote auf 46 Prozent.
– Wenn der Experte *sehr stark* mit der Ansicht übereinstimmte, dass der Geist oder die Einstellung des Patienten wichtig für seine Verfassung sein werde, stieg die Genesungsquote auf 60 Prozent.
– Wenn *beide*, Experte und Empfänger, stark daran glaubten, stieg die Quote auf 100 Prozent.

Es ist Ihre Vorstellung, Ihr Bild, Ihre Haltung, Ihr Gedanke, die sich auf den Klienten/Empfänger bei dieser Methode übertragen. Wenn Sie davon überzeugt sind, dass Sie ein Thema, ein Problem, eine Blockade oder körperliche Störung lösen, und sich den gelösten, befreiten Zustand vorstellen können, kann sich die Lösung übertragen. *Ihr Zustand von absoluter Wertschätzung oder Empathie ist natürlich Grundvoraussetzung.*

Den richtigen Kanal treffen

Wenn Sie bei S.E.P. – wie auch bei allen anderen Methoden – mit Sprache kommunizieren, um positive Lösungssätze vorzugeben, oder Themen (ein erleichternder Begriff statt »Problem« oder »Konflikt«) ansprechen, ist es vorteilhaft, den Empfangskanal des Partners oder Klienten zu kennen.

Wir nehmen Informationen bzw. Eindrücke durch einen von drei Kanälen am besten und schnellsten auf. Dann verarbeiten wir sie und beschreiben unsere innere Welt wieder auf einem von drei Kanälen. Der Empfangs- und der Ausgabekanal sind immer gleich. Wir können auch zu einem anderen Kanal wechseln, aber einer ist immer dominant. Wenn ich mit Menschen kommuniziere, und das grundsätzlich und nicht nur bei dieser Methode, höre ich auf den Hinweis, auf welchem Kanal mein Gegenüber am besten erreichbar ist. Das erleichtert das Verstehen und lässt schnell eine Beziehungsebene entstehen. Sie kennen diese Unterteilung vielleicht vom NLP, hier ist sie reduziert auf diese drei Kanäle:

Auditiv: Geräusche, Töne, Melodien, mit sich selbst reden, seinen Gedanken zuhören, seine innere Stimme hören, Stille, tonlos.

Mein Klient sagt oft: »Hört sich an wie, klingt wie, da brummt mir der Kopf, denke mal, immer dasselbe Lied, kann es nicht mehr hören, ein offenes Ohr haben, mal herhören, die richtige Tonart ...«

Visuell: Bilder, Farben, Gegenstände, Strukturen, Formen, Wörter, Zeichen, Bewegungen sehen, innere Bilder sehen, Fantasiebilder beschreiben.

Mein Klient sagt oft: »Sieht aus wie, kann ich mir vorstellen, kann mir kein Bild machen, sieht schlecht aus, leuchtet mir ein, muss ich mir mal vor Augen führen, kann ich nicht so sehen.«

Kinästhetisch: Schmecken, riechen, fühlen, berühren, wahrnehmen, kognitive Wahrnehmung.

Mein Klient sagt oft: »Fühlt sich an wie, fühle mich gut damit, kann ich spüren, schmeckt mir nicht, stinkt mir, muss ich erst mal reinfühlen, wie auf Zehenspitzen, in den Griff bekommen, vor Schreck erstarrt.«

Wenn Sie damit ein wenig spielen, werden Sie bald schneller und leichter den Schlüssel zu Ihrem Gegenüber finden und effizienter kommunizieren. Hören Sie zu. Ihr Gegenüber gibt Ihnen eindeutige Hinweise durch seine Beschreibung des Themas. »Das schmeckt mir gar nicht!« »Das sieht nicht gut aus.« »Ich fühle mich so eingeengt.«

Nehmen Sie auditive Begriffe für den Auditiven, und er versteht Sie. Schildern Sie ein Gefühl, und der Kinästhetische spürt, was Sie meinen. Beschreiben Sie ein Bild, und der Visuelle folgt Ihnen in das Bild.

Wenn Sie nicht sicher sind und sich die Kommunikation noch leichter machen möchten, nehmen Sie den Begriff »Wahrnehmung«. Sie können fragen: »Was nehmen Sie jetzt wahr?« Damit ist der Partner frei, den momentan besten zugänglichen Kanal zu nutzen. Alles Geschehen findet in der Wahrnehmung statt, dann folgt die Interpretation, dann die Reaktion.

Das Gegenüber fühlen – eine Übung

■ Setzen Sie sich einem Menschen gegenüber und schauen Sie ihn an. Konzentrieren Sie sich nur auf diesen Menschen. Geben Sie diesem Menschen Ihre gesamte Aufmerksamkeit und Wertschätzung. Ihr Gegenüber kann sich verändern, sprechen, bewegen. Sie bleiben still, unbeweglich, entspannt und reagieren nicht.

Das kann anfänglich unangenehm für Sie und Ihr Gegenüber sein, denn wir reagieren fast immer sofort auf jegliche Worte, Gesten, Mimik unserer Mitmenschen. Warten und lauschen Sie diesmal.

■ *Nach einer Weile:* Wenn Sie etwas von Ihrem Gegenüber wahrnehmen – vielleicht ist es eine Interpretation, vielleicht fühlen Sie Ihr Gegenüber –, sprechen Sie es aus: »Ich spüre, ich nehme wahr, ich fühle bei dir … ich fühle von dir … mich berührt dein …«

Ihr Partner in der Übung hört jetzt nur zu. Diskutieren Sie nicht darüber. Später kann er Ihnen mitteilen, was übereinstimmte und was ihn dabei berührte.

Diese Übung führe ich in meinen Kursen zum Einstimmen auf S.E.P. ein. Sie dient dem Aufbau von Resonanz, dem Üben des In-Resonanz-Gehens.

WER KANN UND DARF, WER NICHT?

– Bei Verletzungen im Kopfbereich ist natürlich ein *sehr sanftes* Klopfen oder Berühren angemessen. Fragen Sie vorher, ob die Berührung möglich ist.

– Bei Medikamenten- oder Drogeneinfluss kann diese Methode möglicherweise keine Wirkung zeigen.

– Klienten mit psychotischer Veranlagung oder solche, die sich in psychiatrischer Behandlung befinden, empfehle ich nur geübte, therapeutisch ausgebildete Anwender.

– Kinder reagieren auf die Methode sehr gut, solange sie stillhalten oder still sitzen können.

WICHTIGER HINWEIS

S.E.P. ist keine Therapie und ersetzt weder einen Arztbesuch noch eine fachärztliche Untersuchung bzw. Diagnose bei körperlichen oder mentalen Beschwerden, insbesondere bei chronischen Erscheinungen. Bei empfohlener Einnahme von Medikamenten oder sonstigen krankheitsrelevanten Therapien können diese nur in Abstimmung mit dem behandelnden Arzt reduziert oder abgesetzt werden. Wer S.E.P. bei sich selbst oder anderen Menschen durchführt, muss die Verantwortung dafür übernehmen.

KURZABLAUF VON S.E.P. – AUF EINEN BLICK

1. START, EINSTIMMUNG

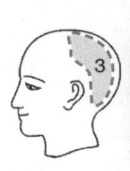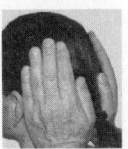

Hinten halten –
ZONE 3

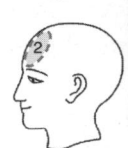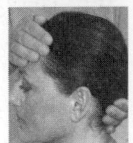

Vorne und unter-
stützend hinten halten –
ZONE 2

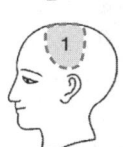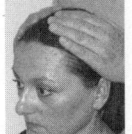

Balken halten und
Fontanelle klopfen –
ZONE 1

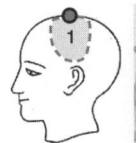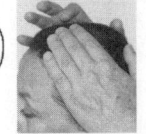

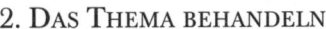

2. DAS THEMA BEHANDELN

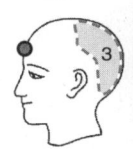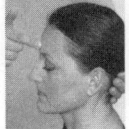

Halten von Hinterkopf –
TEILZONE 3 – und
Klopfen bzw. Halten
des STIRNPUNKTS

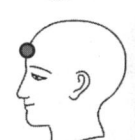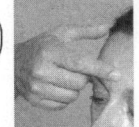

3. ABSCHLUSS UND AUSKLANG

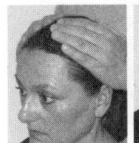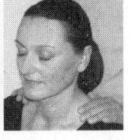

ZONE 1 und Schulter halten

DIE FUNKTIONEN DER GEHIRNBEREICHE

Schon bei der Geburt besitzt das Gehirn potenziell alle Voraussetzungen zum Denken und Lernen, wobei etwa 70 Prozent der Gehirnkapazität dem Lernen zur Verfügung stehen und etwa 30 Prozent von vornherein für bestimmte Prozesse festgelegt sind. In den ersten fünf bis sechs Lebensjahren wird das menschliche Gehirn massiv umgestaltet.

Ein Netzwerk von Milliarden Nervenzellen reagiert auf jede Art von Eindrücken, Bildern und Informationen, indem es die Verknüpfungen zwischen den Nervenzellen (Synapsen) verändert. Während solcher Lernprozesse werden mithilfe von chemischen Botenstoffen (Neurotransmittern) die elektrischen Impulse von einer Nervenzelle zur nächsten übertragen. Jede Nervenzelle verfügt über einen Sender und eine Vielzahl von Empfängern, mit denen sie die Informationen der anderen Nervenzellen aufnimmt.

Das Gehirn verarbeitet diese Informationen zu neuen Strukturen oder vernetzt diese mit anderen, schon vorhandenen Strukturen. Dabei werden bestimmte Verbindungen verstärkt, andere abgeschwächt, andere verschwinden ganz.

In den verschiedenen Phasen der frühkindlichen Entwicklung gibt es bestimmte Zeitfenster oder »empfindliche Phasen«, in denen Informationen mit viel höherer Geschwindigkeit und Wirksamkeit als in späteren Phasen aufgenommen werden. So entwickeln sich die Bereiche, die z. B. für Musik oder Sprache zuständig sind, im Vergleich mit anderen deutlich stärker, wenn das Kind von früh an mit Musik konfrontiert wird oder zweisprachig aufwächst.

DIE DREI GEHIRNE

Bei der folgenden Beschreibung handelt es sich um Funktionen und nicht klar abgrenzbare Areale des Gehirns.

Das reptilische Gehirn

Das sogenannte reptilische Gehirn ist schon in den Gehirnen aller unserer Vorfahren, auch denen der Affen, angelegt gewesen. Es steuert Bewegung, Jagdtrieb, Brutpflege, Fortpflanzungsdrang, Revierabsteckung und viele Gewohnheiten bzw. Verhaltensweisen. Diese sind fast unveränderlich gespeichert und steuern unser Leben. Das Ausüben der Rituale und Gewohnheiten vermittelt uns Sicherheit. Lernen findet hier nur sehr langsam statt. Gefühle kennt dieses Gehirn nicht.

Das emotionale Mammalia-Gehirn

Das emotionale Gehirn mit der Hypophyse und der Zirbeldrüse ist bedeutsam für unsere Erinnerungen – hier ist unser Gedächtnis lokalisiert. Alle Informationen, die im Langzeitgedächtnis gespeichert werden sollen, passieren zuerst einmal diesen Teil des Gehirns. Hier erleben wir Fühlen, wir freuen uns und lachen, wir sind traurig und weinen, wir sind euphorisch und depressiv. Wir spielen, wir wollen Sex. Rationale Kognition (Kognitionen sind alle internen Vorstellungen, die sich ein

Mensch von der Welt und sich selbst konstruiert) und Gefühl treffen hier aufeinander.

Das denkende Neomammalia-Gehirn

Dieser jüngste Teil des Gehirns befindet sich in der Großhirnrinde, der äußeren Hülle des Gehirns. Hier wird gedacht und werden die Erfahrungen gespeichert, hier finden wir Logik und Denkstrukturen, Kreativität, schöpferisches Denken, Fantasien und die Fähigkeit, eine Schlussfolgerung zu erfahren und zu erkennen.

LIMBISCHES SYSTEM

Auch tiefere Gehirnbereiche, die nicht direkt behandelt werden, können Sie erreichen – das limbische System beispielsweise.

Das limbische System steht für die Verarbeitung von Emotionen, das Steuern von angeborenem Instinkt- und Triebverhalten, vegetativen und hormonellen Vorgängen, Affekten (Liebe, Furcht, Wut, Aggression). Allerdings agiert das limbische System nicht autonom oder isoliert ohne die restlichen, anderen Gehirnbereiche – andere Strukturen des Gehirns üben einen enormen Einfluss auf das limbische System aus.

Dem limbischen System werden auch intellektuelle Leistungen zugesprochen. Weiterhin ist es für die Ausschüttung von Endorphinen verantwortlich.

Einige Krankheiten lassen sich auf Störungen des limbischen Systems oder der Amygdala zurückführen, so

vermutlich die Unfähigkeit, emotionale Situationen ein-
schätzen zu können, posttraumatische Belastungsstörun-
gen, Autismus, Depressionen, Phobien, Gedächtnisstö-
rungen, Narkolepsie.

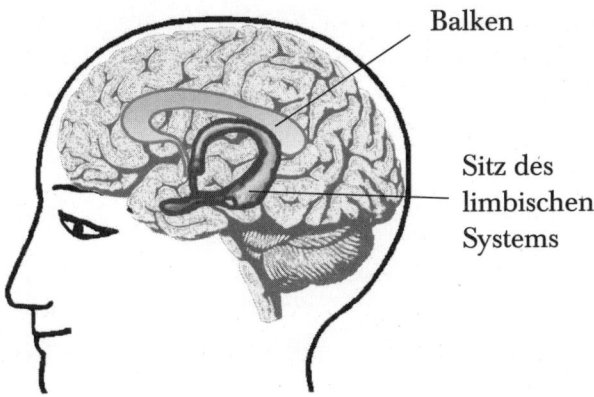

Balken

Sitz des
limbischen
Systems

Thementeil 1

Lärm und Unruhe identifizieren und abstellen

● Blockaden mit mentalen,
emotionalen und körperlichen
Auswirkungen auflösen

● Begrenzungen und
Störungen auflösen

● Negative Zustände/Emotionen löschen –
positive Zustände/Gefühle erzeugen
und integrieren

● Mentale Ruhe oder
Ausgeglichenheit erreichen

Lösungssätze für S.E.P.

In diesem Thementeil zeige ich Ihnen Ansätze, wie Sie S.E.P. nutzen können. Die Beispiele sind allgemein beschrieben und Sie können sie auf körperliche, mentale oder emotionale Blockaden oder Themen übertragen.

Zu Beginn meiner Beschäftigung mit den Themen versuche ich zuerst, mögliche Widerstände, Vorstellungen oder Strukturen zu erkennen, um mit einem Thema weiterzuarbeiten – falls es dann überhaupt noch eine Bedeutung hat oder wahrgenommen wird.

Sollte der Klient in den Zustand der Stille gekommen sein – was schnell geschehen kann –, ist sein Thema nicht mehr abrufbar. Es ist verschwunden.

Danach können Sie Zustände des Wohlbefindens, des inneren Friedens, der Weite, der Liebe, des Einsseins weiter ausdehnen lassen. Oder Sie setzen an die jetzt »freie« Stelle im Bewusstsein einen anderen, bevorzugten Zustand.

Wenn Klienten zu mir kommen, haben sie vielfältige Beschwerden oder Vorwürfe gegen das Leben und ihren Zustand. Um es abzukürzen, können Sie sich vergegenwärtigen, dass es ein Verlangen oder ein Begehren oder einen Wunsch nach etwas, beispielsweise einer Veränderung, gibt.

Im *ersten* Schritt wird das wirkliche Verlangen erforscht – *die Untersuchung* – und im *zweiten* Schritt kann dieses Verlangen verändert werden – *die Auflösung* – mit der Frage, wer man ohne das Thema ist und wie man ohne das Thema ist. Themen, vor allem chronische oder lang-jährige Geschichten, können eng mit der eigenen Identität verknüpft sein.

Hilfreich ist es, abzufragen, ob eine Veränderung wahrgenommen wird und von wem, außer dem Klienten, eine Rückmeldung (Feedback) kommen kann, damit erfahren wird, ob tatsächlich eine Veränderung vor sich geht. Solche Veränderungen, Heilungen, Transformationen können abrupt oder schleichend eintreten. Sie sind für den Klienten ein wichtiges Zeichen, auf das seine Aufmerksamkeit gerichtet wird, um dort eine Weile zu bleiben.

Meine Erfahrung ist, dass der Prozess mehr Dynamik enthält, wenn ein System (Partnerschaft, Familie, Freundschaft, Kollektiv, Unternehmen etc.) davon profitiert oder dadurch bereichert wird, dass sich ein Thema auflöst oder beendet ist. Der motivierende Gedanke für den Klienten ist: Ich mache das nicht nur für mich (was wichtig ist für den Selbstwert und die Anerkennung), sondern auch für das System, das dadurch auch geheilt oder verändert wird.

Die Abfolge von S.E.P., welche Zonen oder Punkte Sie nutzen möchten, ist bis auf die Einstimmung Ihnen überlassen.

Ich gebe meinem Klienten die Sätze vor, die er nachspricht, und spüre, ob sie treffend sind. Dies sind Mini-interventionen, bei denen es sich um ein konkretes, einzelnes Thema handelt, doch mit der Auflösung dessen können viele damit verbundene Themen gleichzeitig aufgelöst werden.

Sie können das Thema auch einmal humorvoll übertreiben, überspitzt darstellen oder dramatisieren – das gestaltet die Arbeit lebendiger und effizienter. Das geht allerdings nicht bei rigiden, ernsthaften, depressiven Charakteren und ernsthaft erkrankten Menschen.

Und nun zu den verschiedenen Themen.

VERLANGEN ODER BEGEHREN

Wenn jegliches Verlangen und Begehren endet,
finden wir uns in der Stille.

Einstimmung

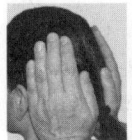 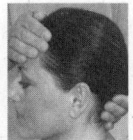 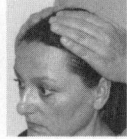 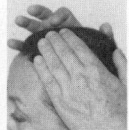

Untersuchung

– was anders sein sollte
– was mehr sein sollte, als es ist
– was weniger sein sollte
– was erlebt werden will

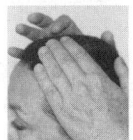

so
oder so

Widerstand wird thematisiert

– was nicht erlebt werden will
– was vermieden werden will

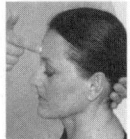

Auflösung

– Wer bist du ohne dieses Begehren,
  dieses Verlangen?
– Wie geht es dir ohne dieses Begehren,
  dieses Verlangen?

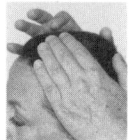   so oder so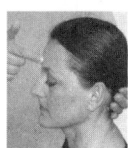

Ersatz/Tausch

– was anstelle dessen sein wird
– was anstelle dessen gefühlt, gesehen, gehört wird
– was anstelle dessen erlebt wird

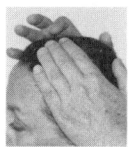   so oder so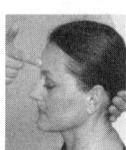

Rückmeldung

– wer es außer dir bemerkt
– wer was sagen oder tun wird

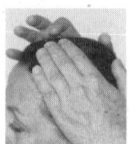   so oder so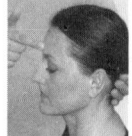

Systembereicherung

– wer noch etwas davon hat oder bekommt
– wem es auch noch helfen wird
– wie viele davon profitieren
– Wem machst du damit auch Mut?
– Wer wird sich außerdem wohler fühlen?

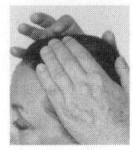 so oder so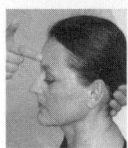

Abschluss

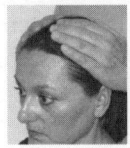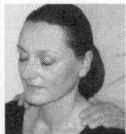

Mit S. E. P. kann ein Verlangen gelöscht werden. Nur ein Zustand frei von Verlangen, in dem sich der Mensch als erfüllt und belohnt wahrnimmt, verhindert weiteres Nachdenken. Jegliches Verlangen nach etwas löst Denken aus und beschäftigt den psychologischen Verstand. Dagegen ist ein Erkennen dessen, dass es das Bewusstsein ist, das Erfahrungen erfährt, so etwas wie ein endgültiges Verstehen. Damit kommt es zum Stillstand jedes Verlangens – der Zwanghaftigkeit, etwas zu brauchen oder zu wollen, Angenehmes zu bejahen oder Abgelehntes abzuwehren.

Alle Wünsche und Verlangen – auch das Verlangen nach Erkennen und Erwachen – sind eine Funktion des Ego, das sich immer und immer wieder bestätigen will. Gleitet der Klient durch eine sensible Annäherung in das Beobachten oder Gewahrsein, hören die zwanghaften Gedanken und die Identifikation auf.

Das ersehnte Glück, nach dem die Menschen streben, kann sich nur einstellen, wenn die Identifikation mit dem Körper-Geist-Objekt aufgelöst ist. Damit werden wir uns im vierten Thementeil beschäftigen.

UNZUFRIEDENHEIT

Einstimmung

Untersuchung

– mit dem, was ist, was stört, was unzufrieden macht (möglichst genau formuliert, nicht generalisierende Aussagen nehmen)

Auflösung

– Erinnerst du dich an Situationen ohne Unzufriedenheit?
– Wer bist du ohne diese Unzufriedenheit?
– Wie geht es dir ohne diese Unzufriedenheit?

Ersatz/Tausch, Rückmeldung, Systembereicherung,
Abschluss

wie bei Thema »Verlangen«.

BESSERWISSEREI

Einstimmung

Untersuchung

– Ich weiß es besser.
– Ich würde es besser so und so machen.
– So wäre es besser.
– Ich weiß es besser als das Leben.
– Ich weiß es besser als Gott, der es so
  eingerichtet hat, sonst wäre es ja nicht so.

Auflösung

– Wer bist du ohne diese Besserwisserei?
– Wie geht es dir ohne diese Besserwisserei?

Ersatz/Tausch, Rückmeldung, Systembereicherung,
Abschluss

wie bei Thema »Verlangen«.

WIDERSTAND

Widerstand ist die sicherste Methode,
etwas zu erhalten.

Einstimmung

Untersuchung

– Ich kann nicht akzeptieren, was ist.
– Ich will es nicht so.
– Das soll weg.
– Das ist nicht in Ordnung.
– So soll es nicht sein.

Auflösung

– Wer bist du ohne diesen Widerstand?
– Wie geht es dir ohne diesen Widerstand?

Ersatz/Tausch, Rückmeldung, Systembereicherung, Abschluss

wie bei Thema »Verlangen«.

VORSTELLUNGEN

Einstimmung

Untersuchung

– wie es sein soll
– wie es nicht sein soll
– wer wie sein soll
– wer wo sein soll
– welche sollen sich so oder anders verhalten
– wie Menschen sein sollen

Auflösung

– Wer hat diese Vorstellung und seit wann?
– Woher weißt du von dieser Vorstellung?
– Von wem wurde sie übernommen?
– Wer bist du ohne diese Vorstellung?
– Wie geht es dir ohne diese Vorstellung?

Ersatz/Tausch, Rückmeldung, Systembereicherung, Abschluss

wie bei Thema »Verlangen«.

ANGST

Einige Untersuchungssätze, die der Klient zu beantworten versucht:

– Wo ist die Angst?
– Wer bist du ohne diese Angst?
– Wie geht es dir ohne diese Angst?
– Kannst du die Angst jetzt irgendwo finden?
– Hast du die Angst oder hat die Angst dich?

Eine Behandlung:

R. hat seit Jahren Depressionen und Ängste – beispielsweise in den depressionsfreien Phasen Angst vor einer neuen depressiven Phase. Untersuchungen ergaben, dass keine körperlichen Ursachen vorliegen. Sie wurde sechs Jahre medikamentös behandelt. Die Symptome waren für einige Monate verschwunden, doch jetzt kommen sie wieder. Langsam baut sich die Depression wieder auf. Und ihre Angst, dass es wieder wie in den schlimmsten Zeiten wird und nicht mehr aufhört.

Sie kennt S.E.P. Wir machen die

Einstimmung

Bereits jetzt zeigt der Körper Entspannung.
Der Atem ist ruhig.

Thema behandeln

Fontanellenpunkt klopfen.

»Wie weit hat sich die Depression ausgebreitet?«
»Nur im hinteren Kopf ist es dunkel und eng.
Der Kopf ist wie gelähmt, so dumpf.«

ZONE 3 und 2 halten.

»Wenn du noch irgendwo Licht oder
Helligkeit findest, wo ist das?«
»Vorne in der Stirn.«

Stirnpunkt dauerhaft klopfen, ZONE 3 halten.

»Kann sich das Licht ausbreiten?«
»Ja, etwas mehr.«

*Wir wiederholen das Ausbreiten mit »mehr und
mehr«, bis die Helligkeit im Hinterkopf wahrgenommen wird.*

*Wir wechseln zum Halten des Fontanellenpunkts für
zwei oder drei Minuten, ohne zu kommunizieren.*

»Was nimmst du jetzt wahr?«
»Es ist so still.«
»Angst?«
»Keine Angst.«
»In Zukunft?«

»Keine Zukunft.«
»Wenn Depressionen da wären?«
»Würde ich damit umgehen können.«

R. kann offensichtlich nur schwer kommunizieren.
Die Augen sind geschlossen. Sie sieht friedlich aus.

Nach einigen Minuten bewegt sie sich, räkelt sich.
»Ich war lange nicht mehr so … Ach, ich kann es
nicht beschreiben. Du weißt schon.«
»Ja, ich weiß.«

Abschluss

ZONE 1 und Schulter halten.

R. schreibt mir später, dass die Symptome schwächer
wurden und sie den neuen Gedanken hatte, dass die
Depression auf etwas Wichtiges hinweist, das sie nun
herausfinden möchte, und dass sie jetzt mit der Depression umgehen kann.

BEGRENZUNG

Hier einige Untersuchungssätze, die der Klient zu beantworten versucht:

– Wo ist deine Begrenzung jetzt?
– Wo genau ist sie?
– Wen stört sie?

– Wie viel stört es?
– Warum stört sie?
– Was wäre stattdessen da, wenn es sie
  nicht mehr gäbe?

(Gehen Sie danach zurück zu Widerstand und Verlangen, die das Thema erhalten oder verstärken.)

ÜBERZEUGUNGEN

Dieses Sammelsurium von Überzeugungen und Glaubenssätzen, die im ersten Drittel des Lebens von anderen aufgenommen oder gebildet und lebenslang gespeichert werden, können weitreichende Folgen haben.

Sie können stärken und unterstützen, Kraft und Kreativität verleihen oder schwächen und blockieren und Misserfolg oder Apathie erleben lassen.

Überzeugungen können aus eigenen Erfahrungen und Interpretationen (die nicht stimmen müssen) oder Aussagen oder Erlebnissen anderer Menschen übernommen werden. Sie werden meistens in einem Alter angenommen, in dem unser Bewusstsein oder unsere Vernunft noch nicht weit ausgeprägt war.

Die Überzeugungen leisten lautlos und unbemerkt ihre Arbeit im Unterbewusstsein und sollen uns vor Gefahren oder Leiden schützen. Sie waren in der Kindheit vielleicht hilfreich, doch als Erwachsene brauchen wir sie nicht. Sie aufzudecken und gegen hilfreiche Überzeugungen auszutauschen ist spannend und kann sehr aufschlussreich sein.

Am folgenden etwas überspitzten Beispiel aus meiner Erfahrung als Kursleiter können Sie es vielleicht nachempfinden.

Teilnehmerin im Seminar fragt:

»Bekommen wir das noch schriftlich?«

Schlussfolgerungen des Kursleiters:

Beobachtung und erste Bedenken: »Oh je, die Teilnehmerin gähnt.«

Auswahl aus allen Wahrnehmungen treffen: »Diese Frau hat schon mehrfach auf die Uhr geschaut.«

Interpretation einer Wahrnehmung: »Bestimmt hat diese Frau nichts verstanden und langweilt sich.«

Annahme: »Wahrscheinlich hat keiner etwas verstanden.«

Schlussfolgerung: »Ich habe es einfach nicht gut erklärt.«

Unbewusste Überzeugung: »Ich kann nichts/ bin nicht gut.«

Entscheidung: »Ich sollte keine Seminare mehr geben.«

Spontaner Beschluss: »Ich gebe keine Seminare mehr.«

Situation: »Habe keine Alternative« → Geldmangel, Selbstwertkrise.

Situation: Verzweiflung, Überlebensangst.

Situation: Annahme einer Arbeit, die nicht befriedigt.

Situation: Frustration.

Situation: Soziale Isolation.

Situation: Kompensation mit Drogen etc.

Situation: Krankheit.

usw.

WIE ERKENNT MAN EINE ÜBERZEUGUNG?

Menschen geben vor, etwas zu glauben, doch sie können etwas ganz anderes *wirklich* glauben – und das ist ihre persönliche Realität.

Eine Überzeugung erkannt man daran, dass sie als eine unumstößliche Wahrheit oder absolute Richtigkeit betrachtet wird. So ist das Leben! So bin ich nun mal, das ist eben meine Natur! So sind eben Computer. Das ist der Beweis dafür, dass … Wir sind die Überzeugung, sie gehört zu uns wie unser Atem.

Wie bilden sich Überzeugungen weiter? Ich wähle aus den erinnerten Meinungen/Überzeugungen eine aus. Dann übertrage ich sie auf eine Situation, einen Menschen, ein Ding, eine Handlung und erschaffe damit eine Erfahrung, die angenehm oder unangenehm (Gefühl, fühlen) sein kann. Ich sehe nur noch Situationen, die die Überzeugung bestätigen. Ich beweise also die Richtigkeit durch die Überzeugung. Damit wird sie Teil meines Denkens, das ich nicht mehr bis an seinen Ursprung zurückverfolgen kann.

Wie können Überzeugungen aufgedeckt werden? Dadurch, dass man sie ausdrückt – entweder verbal oder schriftlich. Dass man seine Verantwortung anerkennt. Dann braucht es Offenheit und Verletzbarkeit, um sie genauer zu betrachten. Verletzbarkeit und Mut, denn es kann demütigend und mit Scham behaftet sein, sie zu erkennen. Für manche Menschen ist es eine schmerzhafte narzisstische Kränkung. Überzeugungen sind eng mit Rechthaben, Sicherheit und Kontrolle verbunden. Mit Humor betrachtet und behandelt, lösen sie sich leichter auf als mit ernsthaftem Arbeiten.

Bei S.E.P. werden die Frage-Antwort-Sequenzen bestenfalls schnell durchgeführt und nötigenfalls wiederholt, bis sich die veränderte Situation zweifelsfrei erkennen oder erspüren lässt.

Wer hat diese Meinungen oder Überzeugungen angenommen? »Ich.«

Konntest du anders handeln? »Nein.«

Wer trägt die Folgen? »Ich.«

Wer ist verantwortlich, was du erfährst und fühlst? »Ich.«

Wer kann das ändern? »Ich.«

Wann kann ich das ändern? »Jetzt.«

Was wird anders erlebt. »Das ...«

Wer wird bemerken, dass du anders denkst? »Der/die ...«

Bin ich bereit dafür? »Ja.«

Wie fühlst du dich jetzt mit dieser neuen Aussicht? »...«

Kannst du es körperlich spüren und wo? »Da ist ...«

KATEGORIEN VON ÜBERZEUGUNGEN

Hier einige Beispiele klassischer Überzeugungen, denen Sie bei den meisten Menschen unserer Kultur begegnen werden. Damit lässt sich leichter und schneller auf den Punkt kommen. Kommen Sie schnell zum Punkt, sonst langweilt sich der Klient.

Entmutigende Überzeugungen

– Ich bin ein Opfer.
– Ich bin ein Opfer von …
– Ich werde leiden, büßen, wenn ich nicht …
– Ich kann keinem vertrauen.
– Ich kann keinem vertrauen, der …
– Ich bin nicht stark, denn stark ist nur …
– Reich will ich nie sein, denn Reiche sind …

Kollektive, kontrollierende, doktrinhafte Überzeugungen

– Manchmal muss man Dinge tun, die man nicht will.
– Man kann nicht immer seine Wahrheit sagen.
– Man muss diplomatisch sein.
– Man hat einen guten Namen zu verlieren.
– Bestimmte Dinge tun uns einfach nicht gut.
– Das macht man nicht.
– Not macht erfinderisch.
– Die Zeit heilt alle Wunden.
– Man kann nicht immer Glück haben.
– Glück in der Liebe, Pech im Spiel.
– Geld ist schmutzig.

Variable und veränderbare Überzeugungen

– Ich entscheide intuitiv.
– Ich entscheide in der Situation.
– Ich kann morgen anders sein.
– Es geht auch anders.
– Ich fließe mit der Veränderung.
– Veränderung belebt.

In Beziehungen, gleich welcher Intensität oder Nähe, können starre Überzeugungen erheblich störend oder sabotierend wirken und die Beziehungen gefährden.

Stellt ein anderer Ihre Überzeugung oder Einstellung infrage, kann das als ein Angriff auf das Ich (das Ego), ein feindlicher Akt und Ausdruck des Bösen gewertet werden. Schon haben Sie die Grundlage eines Konflikts auf einer partnerschaftlichen Beziehungsebene und können dies auf kollektive und globale Beziehungen ausdehnen.

Spielen Sie mit den Überzeugungen und Bewertungen, damit Sie diese entwerten und anders erleben und auflösen können. Ich gebe immer die Sätze vor und der Klient spricht nach. Für wache und intelligente Menschen ist es ein belebender Prozess.

Zwei Beispiele

Patrick ist nicht erfolgreich. Weder im Job noch sport-
lich noch in Beziehungen. Wir beginnen mit der
*Einstimmung. Ich halte ZONE 2 und 3. Dann halte ich
ZONE 1 beidseitig.*

Nach einigem Abfragen der Meinungen und Urteile,
die er über sich gebildet und von anderen (Bezugspersonen) gehört hat, gelangen wir zu der Aussage:
»Ich bin dumm.«

*Der Kontakt mit ZONE 1, beidseitig gehalten, bleibt be-
stehen, der Mittelfinger tippt ab jetzt bis zum Ende der
Anwendung gleichmäßig auf den Fontanellenpunkt.*

Die Antwort auf meine Frage, ob diese Meinung gut
oder schlecht sei, ist auch ein Urteil: »Das ist eine
schlechte Überzeugung. So etwas darf man nicht von
sich glauben.«
   Wie es sich anfühlt, so zu sein: »Klein, eng.«
   Wo es sich so anfühlt: »Ach, ganz schwache Beine
und in der Brust ist es eng. Ich bin so schwach.«
   Ich erläutere ihm die Vorteile von Dummheit:
   »Vielleicht ist es aber auch von Vorteil, nicht immer alles können zu müssen, da sein zu müssen, leisten zu müssen. Vielleicht hast du erlebt, dass andere
Arbeiten übernommen haben, weil du es noch nicht
konntest. Vielleicht hast du gelernt, dass das auch
nützlich ist. Möglich ist auch, dass man sich um dich
besonders gekümmert hat, weil man dir vieles nicht
zutraute.«

»Ja, da erinnere ich mich an einige Situationen!«
»Müssen sich die damaligen Situationen unbedingt
heute noch wiederholen?« »Nein, eigentlich nicht.«
»Eigentlich oder nicht eigentlich?« »Nein, nicht.«

Nun neutralisieren wir das Urteil zu einer Überzeugung, indem Patrick mehrfach wiederholt: »Es ist
einfach so.«

Nach einer Weile des *Haltens von ZONE 1* die Nachfrage, wie es sich jetzt anfühlt.

»Es ist viel leichter. Das ist jetzt leicht.«

Jetzt wird der Körper als Indikator genommen,
mit der Frage, wie sich der Körper anfühlt.

»Leicht, ohne Beklemmung. Ich muss sogar etwas
schmunzeln über die Sache.«

Damit haben wir als ersten Schritt aus einer schlech-
ten Überzeugung eine wertneutrale Überzeugung
gemacht. Ein erster, notwendiger Schritt, um im weiteren Verlauf die Überzeugung selbst zu untersuchen
und zu entmachten. Hilfreiche Informationen haben
wir schon bekommen – *wer* was sagte, *was* die Vorteile waren.

Wenn etwas wiederholt erfahren wird, was nicht erfahren werden möchte – beispielsweise immer wieder krank oder schwach zu sein –, dann könnte dem
eine Überzeugung zugrunde liegen, die diese Situation erzeugt. Solange man sich nicht intensiv mit der
Situation beschäftigt, sie nicht hinterfragt und sich
nicht von einem Außenstehenden (Therapeut, Coach,
Berater) unterstützen lässt, der hilft, Licht ins Dunkel
zu bringen, können die »Gebrauchsanweisungen für

das Leben« immer weiter wirken – gegen unsere bewusste Entscheidung.

Widmen wir uns zuerst wieder der

Einstimmung

Der Klient wird entspannter oder stiller.

Thema behandeln

Wir sprechen die Situation an.

Beide Seiten halten.

»Ich habe immer wieder diese Ängste.«
»Welche Überzeugung, und vielleicht ist es auch eine Erfahrung, könnte jemand haben, um immer wieder solche Ängste zu erleben?«

Nach einer Weile sanften Tippens oder Haltens:

»Ich könnte alles verlieren.«

Beide Seiten halten.

»Was ist alles?«
»Alle Menschen, die ich liebe.«
Weitere Aussagen:
»Deswegen gebe ich auch immer so viel, bin immer für andere da. Eigentlich komme ich zu kurz.«
»Eigentlich?«

»Ich komme zu kurz.«
»Du könntest sie alle verlieren, wenn du dich nicht ständig um andere kümmerst?«
»Das glaube ich.«
»Okay, wiederholen wir das.«
»Bisher glaubte ich, dass ich mich um andere kümmern muss, damit ich sie nicht verliere.«

Fontanellenpunkt klopfen.

»Wie kannst du beweisen, dass diese Überzeugung wahr ist? Ist das eine unzweifelhafte Tatsache?«

Klopfen des Stirnpunkts.

»Kann ich nicht beweisen.«
»Was könnte man noch glauben, damit die Ängste immer wieder kommen mussten?«
»Das Leben ist gefährlich … hat übrigens meine Mutter immer gesagt.«

Fontanellenpunkt klopfen.

»Hatte sie damit immer recht?«
»Nein, nein. Ich lebe ja noch.«
»Und wie lebst du?«

Beide Seiten halten.

»Gut. Bis auf diese Ängste.«
»Die du hattest.«
»Die ich hatte.«

Eine Weile Fontanelle und ZONE 3 halten.

»Ist da noch Angst oder eine Erinnerung daran?«
»Nein, jetzt ist da gar nichts.«
»Wie viel Nichts?«
»Kann ich nicht sagen. Einfach leer.«
»Wie fühlt es sich an?«
»Leicht. Fließend. Wie im Wasser treibend.«

Eine Weile Fontanelle und ZONE 3 halten.

»Kann die Leichtigkeit bleiben?«
»Ja.«
»Die Stelle der Ängste einnehmen?«
»Ja, hat sie schon.«
»Die anderen Menschen bleiben bei dir?«
»Ich habe mich. Das reicht mir.«

Abschluss

ZONE 1 und Schulter halten.

»Ich lasse dich jetzt damit eine Weile allein
und komme wieder.«

DIE UNIVERSELLEN MENSCHLICHEN ÄNGSTE

Ich hätte auch auf die Angst der Klientin R. eingehen können und hierfür S.E.P. genauso angewendet. Dabei hätte ich mich erinnert, dass die Angst vor der Depression die Maskierung einer tiefer liegenden Angst sein kann. Das könnte eine der universellen menschlichen Ängste sein:

– Angst vor Trennung und Verlassenheit
– Angst vor Minderwertigkeit
– Angst vor Hingabe und Vertrauen

Effizienter ist, diese universellen menschlichen Ängste direkt anzusteuern bzw. anzusprechen. Die Ängste entstehen durch Kindheitserfahrungen und sind im westlichen Kulturkreis durchgängig vorzufinden. Sie prägen eine Voreingenommenheit dem Leben und den Mitmenschen gegenüber und steuern Denken und Verhalten.

Bei S.E.P. nehme ich wahr, dass diese Ängste keine weitere Angst erzeugen und die Klienten ohne Scham darüber sprechen können. Wenn ich sie im Verlauf der Anwendung in die Situation versetze, diese Angst beobachten zu können, verliert sie an Kraft und Bedeutung.

Dadurch, dass die Klienten auf die Ebene des Beobachtens gelangen, können sie die Zustände nicht nur distanziert beobachten, sondern auch Strategien entwickeln, um damit umzugehen, falls sie unvermeidlich sind.

Wäre die vorgenannte Anwendung nicht so verlaufen, hätte ich das Thema verstärken können. Manchmal ist es hilfreich, das Thema, besonders wenn es Verhaltensmuster oder Denkmuster betrifft, so zu verstärken, dass der Klient es leid wird, das immer wieder zu erleben.

Die Aufmerksamkeit wird durch Fragen und Antworten beim Thema gehalten und durch das Halten und Klopfen gibt es wenige Chancen für den Verstand, sich mit etwas anderem zu beschäftigen.

Man kann einer Sache richtig »satt« werden, weiß aber noch keine Lösung oder Alternative. Wenn man jahrelang in einer Situation war oder lange unter etwas gelitten hat, vergisst das Gehirn vorher erlebte glückliche oder zufriedene Zustände.

Sie fragen und der Klient antwortet. Zwischen Fragen und Antworten sollten keine allzu langen Pausen liegen. Lange Pausen können auf Grübeln deuten, was nicht gewünscht ist. Oder der Klient weiß es einfach nicht. Den Mangel können Sie ausgleichen, indem Sie Vorschläge machen, bis eine Übereinstimmung signalisiert wird.

Ein Fragebeispiel:

»Spüre: Was hat dir diese Sache (Thema, Zustand, Symptom, Verhalten), soweit wie du zurückdenken kannst, gebracht?«

Vorne und unterstützend hinten halten – ZONE 2.

»Was hat dich das gekostet?«

Fontanellenpunkt klopfen.

»Was hast du dadurch verloren?«
»Was hast du dadurch bekommen?«
»Auf wie viele Weisen hast du dich dadurch selbst
betrogen?«
»Wie wurden denn deine Beziehungen dadurch
beeinflusst?«
»Wie wurde deine Partnerschaft dadurch beeinflusst?«
»Wie geht es dir, wenn du daran denkst,
welche Beziehungen du hättest haben können,
wenn du diese Sache nicht gehabt hättest?«
»Wie viele Dinge hast du nicht beginnen oder
vollenden können?«
»Wie fühlst du dich damit?«

»Gehe nun in die Zukunft.«

Vorne und unterstützend hinten halten – ZONE 2.

»Was wird das für Folgen in den nächsten fünf
Jahren haben?«

Fontanellenpunkt klopfen.

»Was wird dich das kosten?«
»Wie wirst du aussehen?«
»Was wirst du nicht erleben?«
»Wie wird deine Partnerschaft sein?«
»Wie werden deine Beziehungen sein?«
»Wie viel Zufriedenheit und Glück wirst du
erleben?«

■ Die Fragen können mit den Zeiträumen von
10, 20, 30 etc. Jahren fortgesetzt werden.

■ Jetzt folgt die Sequenz mit den vorigen
Fragen unter der Annahme, dass sich das
Thema (Denken, Verhalten, Emotionen,
Zustände) aufgelöst hat.

»Gehe fünf Jahre in die Zukunft und erlebe die
Folgen der Veränderung: all das Vergnügen, die
Zufriedenheit, die Stärke, das Selbstvertrauen,
die Kraft und die Freude am ganzen Körper mit
allen Sinnen. Auf welche Weise bereichert dieses
Erleben, dieser neue Zustand dein Leben?«

Fontanellenpunkt klopfen.

»Wie gut fühlst du dich damit?«
»Inwieweit sind deine Beziehungen dadurch angeneh-
mer, intensiver, bereichernder, freudiger geworden?«
»Inwieweit ist deine Partnerschaft dadurch angeneh-
mer, intensiver, bereichernder, freudiger geworden?«
»Inwieweit ist deine Arbeit dadurch angenehmer,
erfolgreicher, bereichernder, freudiger geworden?«
»Wie siehst du aus?«
»Was haben deine Kinder, dein Partner/in, deine
Freunde, deine Mitmenschen durch dein neues
Leben gewonnen? Inwieweit bist du ein gutes
Modell für sie? Wie wird die nächste Generation
dadurch beeinflusst?«

■ Sie können die Fragen mit den Zeiträumen
von 10, 20, 30 Jahren wiederholen.

Thementeil 2

Varianten der Methode und spezielle Anwendungen

ÜBERAKTIVITÄT DER SEITLICHEN GEHIRNLAPPEN UND VERÄNDERTES BEWUSSTSEIN

Einer These zufolge ist die Deaktivierung innerhalb der seitlichen Gehirnlappen wesentlich für die Erfahrung der Einheit, der vollkommenen Stille, der Meditation – ohne zu meditieren.

Die seitlichen Gehirnlappen beinhalten das, was die Neurologen als Orientation Association Area (OAA) bezeichnen, den Bereich, in dem die Orientierung assoziiert wird. Die OAA ermöglicht es uns, uns innerhalb des Raumes zu orientieren. Uns ist es selbstverständlich, dass wir mit Messer und Gabel essen oder durch eine Tür gehen können, doch dies wird nur durch Aktivitäten im hinteren Bereich der seitlichen Gehirnlappen ermöglicht.

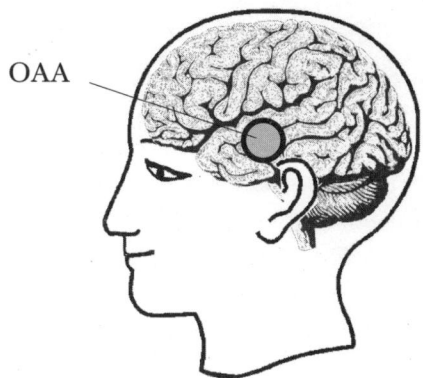

OAA

Die Fähigkeit, Grenzen wahrzunehmen und Unterscheidungen machen zu können, ist notwendig – eben um alle möglichen Aufgaben zu erledigen, bei denen wir uns im Raum orientieren, wie etwa beim Überqueren der Straße. Es ist jedoch so, dass dieser OAA-Bereich in unserem Gehirn dauernd aktiv ist – sogar überaktiv.

Dies wiederum stimuliert die Verbindung zwischen Amygdala und Ammonshorn innerhalb des Gehirns. Dabei handelt es sich um zwei Gehirnzentren, die Wahrnehmungen, die als wichtig eingestuft werden, einen entsprechenden Sinn und eine Bedeutung geben.

Wissenschaftlich wurde bereits festgestellt, dass in der Meditation oder beim Gebet dieser OAA-Bereich in den seitlichen Gehirnlappen zeitweise die Informationen, welche über die Nerven eintreffen, nicht empfangen kann. Das führt zu vorübergehenden Stadien erweiterten Bewusstseins, da das Gefühl des getrennten Selbst seine üblichen Grenzen nicht mehr erkennt und sich daher immer weiter ausdehnt, um sie zu finden.

Spezielle Methoden (wie S.E.P.) oder die Präsenz einer spirituell weit oder voll entwickelten Person (durch Einstimmung/Resonanz/Übertragung) oder bestenfalls beides gemeinsam können einen Prozess auslösen, der die seitlichen Gehirnlappen so verändert, dass ihre Funktion auf einen »normalen« Stand kommt, d.h. dass sie zwar physische Begrenzungen wahrnehmen, Überaktivität jedoch ausbleibt.

Hat der Klient einen stillen Zustand erreicht, können Sie diesen sich noch ausdehnen lassen. Oftmals finden

Klienten sich selbst nicht mehr in einem definierten Raum – sie empfinden Raumlosigkeit.

- Stellen oder setzen Sie sich hinter oder neben den Klienten.

- Machen Sie die Einstimmung.

- Klopfen Sie sanft oder tippen Sie die Region eine nach der anderen oder gleichzeitig auf beiden Seiten an.

- Arbeiten Sie dafür mit Ausdehnungs-Erweiterungssätzen:

  »Wie weit kann sich die Leere, die Stille ausdehnen?«
  »Wie weit kann sich der Raum ausdehnen?«
  »Findest du eine Grenze, wo es nicht weitergeht?«
  »Wenn du die Wahrnehmung nicht kontrollieren und beschreiben würdest, könnte es noch mehr sein oder sich weiter ausdehnen?«

Nur bei wenigen ruft das Auflösen der Grenzen oder der Orientierung Befürchtung oder Angst hervor; falls das aber doch der Fall sein sollte, klopfen Sie die Amygdala sanft und führen die Amygdala-Stimulation durch (*siehe Seite 115*).

Von Stress zu tiefer Beruhigung

Was wir mit S. E. P. bewirken, insbesondere mit den speziellen Klopf- und Haltepunkten, kann anschaulich dargestellt werden. Sehen Sie sich diese Gehirntätigkeit an:

a)

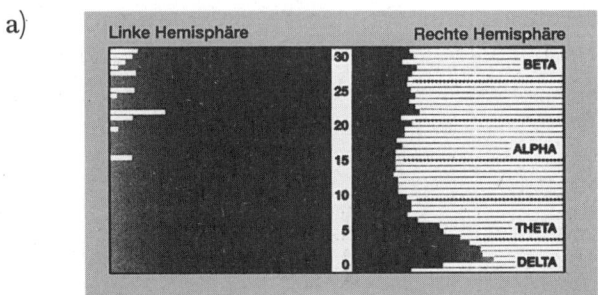

Im Bereich Beta ist der Ausschlag sehr stark, vor allem auf der linken Seite, dem Bereich des logischen Denkens, was auf aufgeregtes Denken und starke Bauchempfindungen hinweist. Ein Mangel an Empfindungen zeigt sich durch das Tal im Alphabereich. So sieht die »normale« Hirntätigkeit im Alltag der meisten Menschen aus.

b)

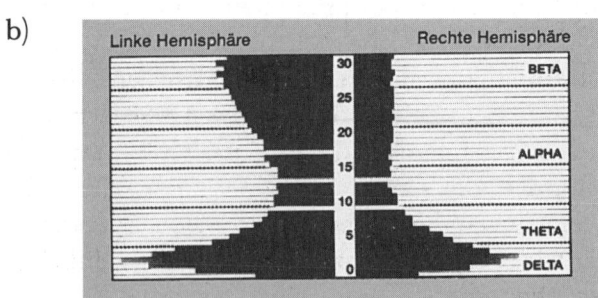

Hier ist die linke Gehirnhälfte hyperaktiv. Wahrscheinlich arbeitet die Person gerade und denkt nebenbei über Sorgen, Nöte nach und hat womöglich Angst. Auf der rechten Gehirnhälfte passiert recht wenig. Verstehen Sie jetzt, was Unausgeglichensein bedeutet?

Rechts und im Alphabereich regen sich keine oder wenig Gefühle. Im Unterbewussten, im Deltabereich, dagegen umso mehr. Der Deltabereich wird mit dem Unbewussten assoziiert, da scheint sich allerhand abzuspielen.

c)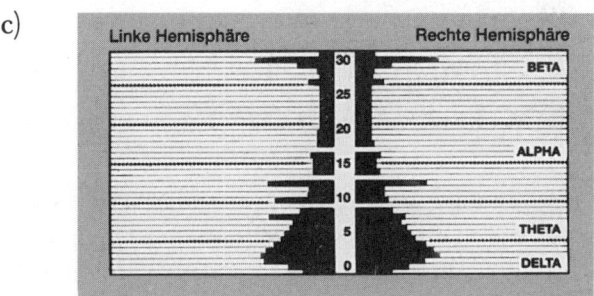

Dieses Gehirn ist in einem »meditativen« Zustand – aktiv und zentriert. Eine Veränderung der Gehirnwellen durch S.E.P. vom Stresszustand wie in den Bildern zuvor bis hin zum Thetabereich entspricht tiefer Entspannung.

Der kollektive oder alte Geist beeinflusst den Zustand des individuellen Geistes. In den 50er-Jahren bewies Dr. Hans Selye, Endokrinologe an der Universität von Montreal, dass das Gehirn jedes normalen Menschen sich in einem ständigen Zustand von Überlebensstress befindet, wie er eigentlich nur in einer lebensgefährlichen Situation angebracht wäre.

Diese Stressreaktion ist so tief in uns verwurzelt, dass wir sie nicht einmal mehr als besonders belastend empfinden. In diesem Zustand der Stressreaktion sind wir jedoch sehr leicht von unserem Umfeld und dem kollektiven Unbewussten beeinflussbar.

Die Gehirnforschung hat bewiesen, dass Stressreaktionsmuster eine Überzahl von hochfrequenten Betawellen im Gehirn verursachen. Befindet sich das Gehirn in dieser Betafrequenz, ist es nur zu primitiven Reiz-Reaktions-Mustern fähig, welche weitgehend von unserem Umfeld und dem kollektiven menschlichen Bewusstsein ausgelöst werden. In diesem Zustand ist eine echte Veränderung so gut wie unmöglich. In der Betafrequenz ist auch die Selbstheilungsfähigkeit des Körpers am geringsten.

Spirituelle Übungen können bis zu einem gewissen Grad die Stressreaktion des Gehirns entspannen und die langsameren Alpha-, Theta- und Deltaschwingungen dadurch zulassen.

Mithilfe von S.E.P. lässt sich dieser Zustand in kurzer Zeit erzielen und mit dem Wählen und Erlauben dauerhaft installieren.

■ Um die Hemisphären aus-
zugleichen, empfiehlt es
sich, beide Hemisphären
durch Halten und sanftes
Klopfen beider Schläfen
zu behandeln.

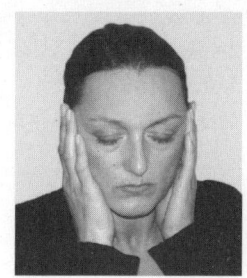

■ Auch das sanfte Klopfen der
Kopfmitte ist sehr wirksam.

Klopfen Sie beginnend
vom Haaransatz der Stirn
bis zum Hinterkopf mit
zwei oder drei Fingern
sanft, während Sie neben
der Person stehen oder
sitzen. Es wird dabei
nicht gesprochen.

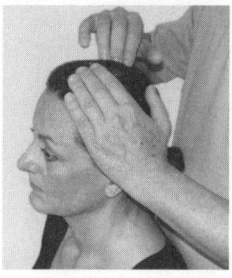

Achten Sie auf Empfind-
lichkeit, wenn Sie die
Fontanelle berühren.

UNTERAKTIVITÄT DER VORDEREN GEHIRNLAPPEN UND DIE GANZHEIT DES SEINS

Forschungsergebnisse im Bereich der Neurophysiologie zeigen, dass die vorderen Gehirnlappen nahezu aller Menschen chronisch unteraktiv sind.

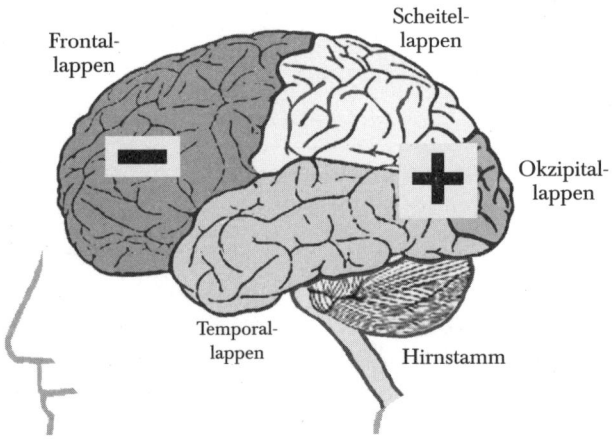

Das bedeutet, sie haben weder genügend Neurotransmitter noch entsprechende elektrische Energie, um wenigs - tens nahezu optimal zu funktionieren. Ein Gefühl der Dumpfheit macht sich breit. Langeweile oder Apathie kann nur dann entstehen, wenn die vorderen Gehirnlappen unteraktiv sind. Dopamin, der wichtigste Neurotransmitter für die Aktivität der vorderen Gehirnlappen, ist notwendig für das Gefühl der Verzauberung und des Entzückens, das man dem Leben gegenüber empfindet – manchmal als mystisches Erleben beschrieben.

Wenn Methoden die Aktivierung der vorderen Gehirnlappen ansprechen, dann könnte dies den Menschen er-
blühen lassen. In diesem Fall kann er sich ganz natürlich
mit einer größeren Realität verbinden. Ohne Aktivierung
der vorderen Gehirnlappen und ohne ausreichend Dopamin kann niemals eine Vollständigkeit und damit die
Verschmelzung mit dem Ganzen erfahren werden.

■ Arbeiten Sie mit der *Einstimmung*:
Halten Sie ZONE 2 und 3. Halten Sie
ZONE 3 – den Hinterkopf – lange mit
beiden Händen, die eine haltende,
schützende Schale bilden.

Wechseln Sie dann zu ZONE 2. In vielen
Fällen ist inzwischen eine Beruhigung
eingetreten. Klienten können außerdem
eine Stille und Abgerücktheit von ihren
alltäglichen Wahrnehmungen erleben.

Damit ist die Basis geschaffen, um bei
mentalen oder emotionalen Themen
weiter zu intervenieren. Arbeiten Sie
nun mit Sätzen des Erlaubens, des Wählens,
des Beschließens und klopfen Sie anschließend den *Fontanellenpunkt*.

DIE SYNTROPISCHEN FELDER UND DIE LEERE

Ein Atom ist jeden Augenblick über ein syntropisches Feld mit der Ursprungsintelligenz verbunden und auf sie eingestimmt. Atome bilden Zellen und Synapsen im Gehirn. Diese syntropischen Felder lassen ein Atom jederzeit »wissen«, wie es am effizientesten und nahezu ohne Stress funktionieren kann. *Syntropie* ist der Drang nach Selbstvervollkommnung, der lebender Materie innewohnt, und die Fähigkeit lebender Systeme, sich auf einen in der Zukunft liegenden Zustand besserer Organisation auszurichten. Syntropie ist charakterisiert durch die Konzentration von Energie durch Ordnung.

Die Menschen scheinen die einzigen existenten Formen der Schöpfung zu sein, die bis zu einem gewissen Grad diese Einstimmung auf die syntropischen Felder der Einheit und des Lebens verloren haben.

Hat dieser Verlust zu Veränderungen im Gehirn des Menschen geführt, dann ist es sehr schwierig, sich wieder auf die syntropischen Felder der Einheit einzustimmen; dies ist so, weil wir diese Felder nicht mehr kennen.

Die Folge: Eine Angst erzeugende, lähmende Leere, eine Trennung, ein Mangel wird erlebt. Der Verlust von Geborgenheit und Sicherheit erzeugt Unsicherheit und wird als Mangel empfunden. Wenn wir das nicht aushalten können oder wollen, schaffen wir uns alle möglichen Mythologien, Religionen und wissenschaftlichen Theorien in Bezug auf das Leben, um die negative Leere zu füllen.

Die Forschung hat bewiesen, dass einzeln durchgeführte spirituelle Übungen weit weniger wirkungsvoll sind als eine übertragene Einstimmung auf die syntropischen Felder des Lebens und der Einheit.

Ein Neurowissenschaftler hat an der Schule für Spurensuchen von Tom Brown jr., einem der weltbesten Experten für Überlebenstechniken in der Wildnis, die Auswirkungen untersucht, die der Aufenthalt in der Wildnis auf den Menschen hat. Die Ergebnisse waren verblüffend: Ein Anfänger muss etwa ein Jahr regelmäßig meditieren, um ein paar Stunden lang einen Alphazustand aufrechterhalten zu können. Dort in der Wildnis konnten Menschen, die noch nie etwas mit Meditation zu tun hatten, nach bloß 48 Stunden stundenlang erholsame, starke Alphazustände erleben.

Da alles in der Natur an die syntropischen Felder des Lebens angeschlossen ist, wird dort das menschliche Gehirn sehr viel schneller mit seinen eigenen syntropischen Feldern verbunden, als dies bei einem abgekoppelten Gehirn geschieht, das durch Bemühen versucht, seine Einstimmung zu erreichen. Das Bemühen ist es, was uns meistens scheitern lässt.

Nun müssen wir S.E.P. nicht in der Natur durchführen, um die Veränderung schneller und nachhaltiger erleben zu können. Wir müssen uns auch gar nicht darum bemühen, denn die meisten Klienten haben bei der Anwendungen von S.E.P. den erforderlichen Zustand von Stille und innerer Ruhe erreicht.

Natürlich helfen auch die Affirmationen bzw. Erlaubenssätze.

»Ich vertraue der Natur.«
»Ich öffne mich meinem natürlichen Zustand.«
»Ich erlaube mir, mich mit allem zu verbinden.«
»Ich genieße das Einssein.«
»Ich darf mich auflösen.«

Was tun wir hier?

Wir tauschen die lähmende, depressive Leere gegen die stille, erfüllte Leere. Und wir sind es wert, wir anerkennen uns, wir erlauben uns, wir wählen, diesen Zustand zu erleben und zu erhalten.

Oftmals braucht es nicht einmal Sätze, denn der Klient erfährt es durch die *Einstimmung*. Lassen Sie bestenfalls das angenehme Nichts mehr werden. Intervenieren Sie nur dann, wenn es als bedrohlich wahrgenommen oder wenn befürchtet wird, im Alltag nicht mehr zu funktionieren.

AKTIVIERUNG DES RUHE- UND ERREGUNGSSYSTEMS UND DIE FREUDE UND DIE STILLE

Alles, was ganz oder absolut erfahren wird, erzeugt Freude. Im Gehirn gibt es zwei gegensätzliche Systeme, das Ruhe- und das Erregungssystem. Wenn jemand etwas aus einem voll funktionsfähigen Ruhesystem erfährt, was gleichbedeutend mit vollständigem Gewahrsein ist, wird das Erregungssystem aktiviert und Freude erfahren.

Indes hat das »normale« menschliche Gehirn kein funktionierendes Ruhesystem mehr. Wir neigen dazu, vor vielen Erfahrungen im Leben zurückzuschrecken, weil sie wahrscheinlich – hier spricht der Zweifler in uns – nicht zu Freude führen.

Wir neigen dazu, weil unsere Amygdala wegen der Übererregung der seitlichen Gehirnlappen dauerhaft auf »Gefahr« geschaltet ist. Weil die Reizschwelle der Amygdala für Bedrohung sehr niedrig ist oder sie chronisch Bedrohung interpretiert und Angst auslöst, wie man das beim posttraumatischen Stresssyndrom kennt.

Wenn die seitlichen Gehirnlappen chronisch überaktiv sind, wird das Ruhesystem des Gehirns stark beeinträchtigt. Bei einer chronischen Unterfunktion der vorderen Gehirnlappen ist das Erregungssystem des Gehirns ebenso unteraktiv.

Dies führt zu dem biologischen Zwang, etwas nie voll und ganz zu erfahren, und verhindert die Transformation jeglicher Erfahrung in reine Freude. Es wirkt wie eine biologische Selbstsabotage ähnlich der *psychologischen Umkehr* (»psychological reversal«).

Menschliches Bewusstsein widersetzt sich so lange den Erfahrungen von Losgelöstheit, Stille, Einheit – oder wie immer man das bezeichnen möchte –, wie das Gehirn in der Weise funktioniert, wie es für menschliche Wesen bis heute »normal« ist.

Biologische Zwänge sind einfach stärker als bewusste Absichten. Stellen Sie sich vor, jemand hätte Ihnen gesagt, Sie würden vollständig glücklich und zufrieden sein, wenn Sie sechs Wochen nicht schlafen würden. Würden Sie wach bleiben können? Egal wie entschlossen Sie sind, der biologische Drang zu schlafen wird stärker sein. Deshalb können Praktiken, die ausgeübt werden, während das Gehirn in seinen begrenzten Mustern gefangen ist, nur vorübergehend Zustände von erweitertem Bewusstsein und Freude vermitteln.

Die besten Absichten, das zu ändern, sind wirkungslos, wenn das Gehirn biologisch so mit diesem Muster verknüpft ist, nicht gänzlich bewusst erfahren zu können oder zu wollen. Dennoch kann ein dem ursprünglichen Design des Gehirns entsprechender, direkter Eingriff mühelos das natürliche Funktionieren des Ruhe-/Erregungssystems aktivieren.

Der Unterschied in der Wirksamkeit zwischen einer auf Absicht und einer auf direktem Eingriff basierenden biologischen Veränderung kann am Beispiel »Kraft« verdeutlicht werden. Kraft ist eine neurologische Funktion und keine Qualität der Muskeln. Der Faktor, der die physische Kraft einer Person einschränkt, ist eine neurologische Hemmung. Aus diesem Grund kann eine Person während eines epileptischen Anfalls übermenschliche Kraft haben; die neurologische Hemmung oder – wenn Sie es so beschreiben möchten – die Überzeugung, der Glaubenssatz, die Konditionierung ist außer Kraft (gesetzt, gesetzt worden).

Diese »Hemmung« beeinflusst andere Bereiche des Gehirns als die »Hemmungen«, die eine Person davon abhalten, auf ganz natürliche Weise in Ruhe, Stille, Erfüllung etc. zu sein. Andererseits handelt es sich bei beiden um den gleichen Prozess.

Während ein Elefant, ohne es zu wollen und zu beabsichtigen, leicht ein paar Hundert Kilo wegschieben kann, braucht der Mensch nicht nur die absolute Absicht und langes, hartes Training, um das auch nur annähernd zu bewerkstelligen. Für den Elefanten ist es natürlich, er versucht es und trainiert es nicht, er ist so – er ist auf sein natürliches Können eingestimmt.

Manchmal passiert es einem menschlichen Wesen mühelos und ohne Absicht, dass sein Gehirn umgepolt oder so justiert wird, dass sein Ruhe-/Erregungssystem wieder in den ursprünglichen Zustand zurückkehrt. Die Zahl derer ist jedoch recht klein, verglichen mit den fast sieben Milliarden menschlichen Gehirnen, die auf diesem Planeten momentan vorhanden sind. Absicht und Anstrengung bringen sehr wahrscheinlich keine Erfolge, eine gezielte Justierung durch die eine oder andere Methode wohl.

Was tun? Eine Justierung, die oftmals wiederholt werden muss, ist das Erfahren des nicht wertenden Gewahrseins durch S.E.P. – entweder mit gezielten Sätzen (*siehe Sequenz Seite 184*) oder auch ohne Worte.

Der Klient erhält als Eigenanteil an der Arbeit die Empfehlung, die Methode selbst so lange wie möglich täglich auszuüben. Erkennen und Neues, entsprechend neuer neuronaler Verbindung, brauchen Wiederholungen, um sich zu stabilisieren, ansonsten löst sich das nach spätestens drei Wochen wieder auf.

AKTIVIERUNG UND REGENERATION DES SEPTUM PELLUCIDUM UND DIE LEBENDIGKEIT

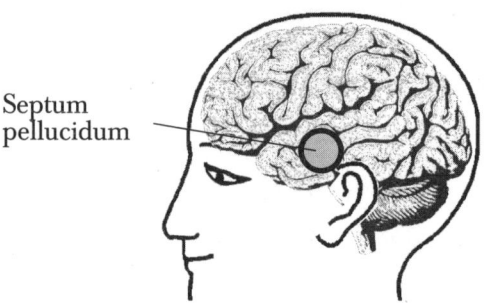

Septum pellucidum

In den 50er-Jahren des letzten Jahrhunderts haben Neurowissenschaftler entdeckt, dass die Aktivierung des in der Mitte des Gehirns gelegenen Septum pellucidum unmittelbar chronische Schmerzen, Depressionen und Ängste heilen und eine Wahrnehmung tiefen Friedens und Freude verleihen kann.

Wegen der neurologischen Überaktivität in den seitlichen Gehirnlappen und des daraus resultierenden Mangels an neuronaler Energie für das restliche Gehirn ist jedoch das Septum pellucidum bei fast allen Menschen chronisch unteraktiv.

Das führt zu einer Schrumpfung dieses wichtigen Gehirnzentrums. Und die Folge davon ist, dass Freude und Lebendigkeit immer weniger verfügbar sind. Dies löst dann die Suche nach Erfahrungen aus, die Freude verursachen, denn Freude ist natürlich und wir sind biologisch so angelegt, sie erfahren zu können und zu wollen.

Ist das Septum pellucidum jedoch einmal geschrumpft, kann es nur durch extreme Stimulation angeregt werden, etwas Freude erleben zu lassen. Das ist die biologische Basis von Süchten wie Drogenabhängigkeit und der Überreizung der Sinne durch eine akustische und optische Rundumversorgung.

Das Septum pellucidum ist das Belohnungszentrum des Gehirns. Wenn es nicht normal funktioniert, erleben wir Belohnung oder Freude sehr selten und hauptsächlich durch unnatürliche Stimuli. Selbst bei Menschen mit einem sehr klaren Lebensstil ist die Erfahrung von Freude oft abhängig von speziellen Umständen.

Grundlose Freude oder Heiterkeit ist ein Zeichen des befreiten Zustandes. Man könnte auch sagen, dass die befreite, selbstverwirklichte Person ein natürlich funktionierendes »Belohnungszentrum« hat, das immer eingeschaltet ist. Es ist immer aktiv – nicht nur unter bestimmten Umständen oder bei bestimmten Stimuli!

Ein natürliches Septum pellucidum macht das Erfahren des Lebens als Geschenk – ungeachtet dessen, um was es sich gerade handelt oder was geschieht – und erlaubt uns, Freude in und bei allem zu erleben. Es macht auch eine mögliche Desorientierung oder Krise – auch eine spirituelle Krise – zu einer wertfreien Erfahrung. Es ermöglicht uns, durch Erfahrungen des inneren Chaos zu gehen, ohne den biologischen Drang, uns von ihnen abzuwenden. Das Abwenden, der Widerstand ist das Leiden – nicht der Prozess.

Der Weg, sich mit Willensanstrengung und eiserner Disziplin gegen die Verhaltens- oder Denkmuster aufzulehnen und gegen die biologischen Zwänge und Konditionierungen anzugehen, ist Teil des Leidens und nicht Teil der Auflösung.

■ Klopfen Sie das Septum pellucidum auf einer oder beiden Seiten, während Sie hinter der Person stehen oder sitzen.

Dazu müssen die Punkte zugänglich sein (lange Haare nach hinten legen).

Lassen Sie den Klienten die Lösungs-, Befreiungs- oder Wahlsätze wiederholen, die Sie vorgeben.

Das Belohnungszentrum – Septum pellucidum – durch Antippen, Halten und Vorstellung aktivieren mit der Absicht, dieses dauerhaft aktiv bleiben zu lassen, ungeachtet irgendwelcher äußeren Umstände.

Probieren Sie alle Varianten.

DIE AMYGDALA-STIMULATION

Den Erkenntnissen neueren Forschungen zufolge ist es jeder Person möglich, die Kontrolle und Selbststimulierung des eigenen Gehirns zu erlernen. Die Methode der Amygdala-Selbststimulierung ist einfach und kann von Personen zwischen sechs und 86 angewendet werden.

Der Verhaltensforscher T. D. A. Lingo konnte durch Studien einen Bereich im Gehirn lokalisieren, der für die Freilassung enormer Mengen ungenutzter Intelligenz, Kreativität und Freude verantwortlich ist. Zusätzlich – und dies ist auch bemerkenswert – kann die Selbststimulierung der Amygdala bei einigen Menschen blockierte oder vergessene Gehirnfunktionen wie Hellsichtigkeit, Telepathie oder Telekinese aktivieren.

Lingos 30-jährige Forschungen an über 300 Studenten und Testpersonen umfassten Langzeit- und Kurzzeitgedächtnis-Studien, Verhaltensforschung sowie mentale Selbstmodifizierungsprogramme.

Lingo und sein Team entdeckten den Mechanismus, eine erstaunliche neue Intelligenz, Freude und Kreativität innerhalb des menschlichen Gehirns freizusetzen. Er kam zu seinen Schlussfolgerungen ohne jegliche Einmischung anderer Forschung jener Zeit. Seine Forschungsarbeit wird weltweit von Wissenschaftlern anerkannt und durch Stiftungen unterstützt.

Im Mittelpunkt dieser Forschungen steht die freiwillige Selbstkontrolle jenes Teils des menschlichen Gehirns, der der Auslöser oder Neuronen-Torweg Ihrer Intelligenz ist: die vordere Amygdala.

Amygdala

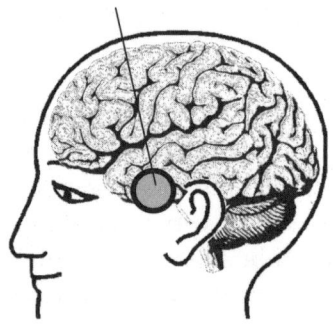

Das Gehirn hat zwei dieser Organe, eines für die rechte und eines für die linke Gehirnhemisphäre. Jede Amygdala hat ungefähr die Größe einer Mandel von ungefähr zwei Zentimetern Länge und liegt horizontal im Gehirn. Sie hat einen vorderen und einen hinteren Teil.

Verschiedene Forscher haben herausgefunden, dass die Stimulierung dieses Gehirnteils in automatischen Reaktionen von entweder Schmerz oder Freude resultiert – abhängig davon, welcher Teil der Amygdala stimuliert wird.

Die Hauptfunktion der Amygdala wurde lange mit der Auslösung des »Kämpf oder flieh«-Reflexes in Gefahrensituationen assoziiert. Aus welchen Gründen auch immer, übersahen die Wissenschaftler zu Lingos Zeit eine andere, ebenfalls bewiesene Funktion der Amygdala – nämlich Ekstase auszulösen. Die Stimulierung der vorderen Amygdala bewirkt ein friedliches, liebevolles Verhalten und eine freudige Grundhaltung – der bei Gefahr zu Gewalt und Rohheit tendierende hintere Teil wird dabei ausgeschaltet.

Lingo behauptete, dass die Amygdala bewusst kontrolliert und dazu benutzt werden könne, die Wonnegefühl-Reaktion in den Stirnhirnlappen »einzuschalten«. Das ist eine gewagte Behauptung, einigen kleinen Organen dieses Potenzial zuzuschreiben, aber jüngste unabhängige Forschungen haben begonnen, seine Ergebnisse zu untermauern. Der »Vater« der Neurotheologie, James Austin, gab der Amygdala die Hauptrolle in seiner Erfahrung von Transzendenz.

Da das Gehirn eine Art Gedankenmaschine ist, können seine elektrochemischen Schaltkreise durch Gedanken kontrolliert werden. Das Forschungslabor von Lingo entwickelte Hunderte von Methoden, die zu einem weiter verfeinerten, beschleunigten und permanenten Ergebnis führten.

Wenn eine Person imstande ist, die Amygdala intern zu stimulieren und die Prozesse im vorderen Gehirn durch eigene Willenskraft zu verstärken, kann dies in verschieden interpretierten Phänomenen resultieren, die jedenfalls sehr angenehm bis überwältigend sind.

Dies ereignete sich regelmäßig im Labor, wo alle Ablenkungen des typisch neurotischen, hektischen Lebens auf ein Minimum reduziert waren. Eine Erfahrung, die kaum beschrieben werden kann. Es ist etwa so, als würden alle Beschränkungen aufgehoben oder, wie es eine Kursteilnehmerin ausdrückte, »dass die Klappe vorne ganz weit aufgeht«. Sie können es vielleicht nachempfinden?

Der Neuropsychologe Dr. Rhawn Joseph geht sogar noch weiter und sagt: »… diese Gewebe, die sehr stark aktiviert werden, wenn wir träumen, wenn wir beten oder bei der Einnahme von Drogen, versetzen uns in die Lage, jene Bereiche der Realität wahrzunehmen, die normalerweise vom Bewusstsein ausgefiltert werden …«

Als die Psychologin Sara Lazar das Gehirn der Kundalini-Yoga-Praktizierenden Hari Mandir Kaur Khalsa mit fMRI (funktionaler Magnetresonanztomografie) »fotografierte«, stellte sie fest, dass Khalsas Amygdala in dem Moment aktiv wurde, in dem sie in einen tiefen Meditationszustand eintrat.

Diese Koppelung von tiefer Stille und einer angeregten Amygdala schien der Psychologin, die die Aktivität der Amygdala mit emotionalem Stress gleichsetzte, wie ein Widerspruch. Aber es war genau das, was Lingo als Ergebnis vorausgesagt hätte. Er nannte es »vorklicken«.

Ein Forscherteam fand heraus, dass unsere Entscheidung, ob wir einen anderen Menschen vertrauenswürdig finden, vor allem eine emotionale ist. Die Probanden sollten in dem Versuch spontan bestimmte Fragen zu Bildern von Menschen beantworten. Dabei wurde gemessen, welche Regionen im Gehirn jeweils aktiv waren. Auf die Frage, welche der abgebildeten Personen vertrauenswürdig und sympathisch wirkt, reagierte vor allem der sogenannte »Mandelkern« (Amygdala), also der Teil des Gehirns, der sonst nur bei starken Emotionen, wie z. B. auch Angst, aktiv ist. Daraus schlossen die Forscher, dass unser Vertrauen vor allem auf unseren Emotionen beruht.

Wenn nun die Amygdala ständig auf »Misstrauen« und »Gefahr« geschaltet ist, wie wir im Verlauf des Buches erfahren, was durchaus der Fall sein kann, können Sie sich die Folgen für das soziale Leben und die Qualität der Beziehungen ausdenken, ausmalen oder erfühlen – je nachdem, welchen Informationskanal Sie am meisten nutzen.

Die Schattenseite der Erfahrungen der Amygdala sei, so argumentiert Joseph LeDoux in seinem Buch »Das emotionale Gehirn«, dass die Amygdala unser menschliches Gehirn sozusagen überfallen und besetzen kann, was zu vielen, wenn nicht gar den meisten Massenneurosen und -psychosen des modernen Lebens geführt hat. Diese Beobachtung korrespondiert mit Lingos Hypothese: Was LeDoux beschreibt, ist das, was Lingo »zurückklicken« nennt.

Während die Vorgänge in der Amygdala tatsächlich viel komplexer sind, als Lingo sie darstellt, ist seine Hypothese, dass das Organ das Instrument ist, mit dem negative und positive Emotionen produziert werden, und – noch viel wichtiger – dass es bewusst manipuliert werden kann, wissenschaftlich korrekt.

Man kann auf sehr einfache Art die Amygdalae (es gibt zwei, eine links, eine rechts) bei der Arbeit beobachten. Zwischen der Amygdala und den Geruchsnerven oder dem Gefühl des Riechens existiert eine direkte Verbindung. Finden Sie etwas, was sehr faulig riecht – verrottete Eier oder eine volle Biotonne im Sommer eignen sich sehr gut dafür. Wenn Sie automatisch von der Geruchsquelle zurückweichen, ist Ihre Amygdala dafür hauptsächlich verantwortlich – das Gefühl von Abscheu kommt auf. Weg hier!

Bei einer Jasminblüte passiert das Gegenteilige. Wohlgefühl! Die Amygdala hat durch die Veränderung der Neurochemie das Wohlgefühl entstehen lassen. Hierbleiben!

Lingo experimentierte mit Studenten und Kollegen und praktizierte eine Methode, um die Amygdala dazu zu bringen, dass ihr vorderer Teil Energie in den vorderen Bereich der Stirnlappen fließen lässt. Dort, wo die Kreativität wartet, die Liebe und das Licht.

Am Ende aller Experimente war es ein kleiner Trick und eine Visualisierung: das Amygdala-Stimulieren.

Die russische Neurologin Alexandra Luria hat zusammen mit vielen anderen Forschern immer wieder aufgezeigt, dass der vordere Gehirnlappen zu mindestens 90 Prozent nicht genutzt wird. Auch wenn manche diese Beschreibung des Gehirns ablehnen würden, kann so erklärt werden, wie viel unendliches Potenzial in unserem Gehirn verborgen liegt. Normalerweise leben wir einen Bruchteil von dem, was uns eigentlich zugänglich und möglich ist. Es ist gerade dieser vordere Gehirnlappen, der es uns möglich macht, unsere Pläne und Taten über die Möglichkeiten anderer Lebewesen hinauszuführen.

Die Selbststimulierung der Amygdala verstärkt die Aktivität der evolutionär fortgeschrittensten Struktur des vorderen Gehirns. Bei der Selbststimulierung benutzen Sie Ihre Vorstellungskraft oder weisen Ihren Klienten dazu an. Allein die Vorstellung, dass ein elektrochemischer Fluss in eine andere Richtung fließt – in diesem Fall in Richtung vorderer Gehirnlappen (ZONE 2) – genügt. Wenn Sie nun noch die Amygdala antippen, wird sie nach vorne »geschaltet«.

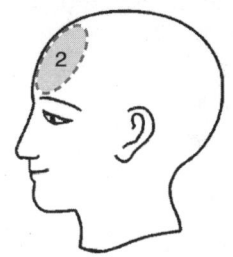

Der bewusst ausgerichtete Fokus mentaler Energie und Aktivität – ein einfacher Prozess durch Gedankenkraft in der Amygdala – verstärkt eine Funktion im vorderen Gehirnlappen, was unmittelbar eine messbare Zunahme von Intelligenz, Kreativität, Freude und oft auch »normalparanormalen« Erfahrungen hervorruft. Die Amygdala kann als der Lichtschalter zu einem Torweg betrachtet werden – sie ist der Schalter für die 1000-Watt-Energiesparlampe in Ihrem vorderen Gehirn.

Einigen Kursteilnehmern und Klienten gelang es sofort und sie berichteten von warmem Schauer, Kribbeln, einer durch den Körper schießenden angenehmen Energie. Manche Klienten benötigten mehrere Versuche. Diejenigen, bei denen das Klicken gelang und die es wiederholten, konnten den Zustand nur durch die Vorstellung wieder auslösen.

DIE AMYGDALA-SEQUENZ

■ Um Ihre Amygdalae zu lokalisieren, legen Sie eine oder beide Hände auf die ZONE 4. Der Zeigefinger liegt am Ohr an der Stelle, wo eine kleine Vertiefung ist. Dort, wo die Zeigefinger ganz natürlich zur Ruhe kommen, ca. 2,5 cm nach innen in Ihrem Kopf, sitzen Ihre Amygdalae, links und rechts.

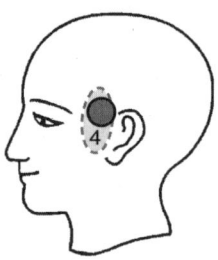

Stellen Sie sich nun vor, wie eine Energie von der Amygdala oder beiden Amygdalae nach vorne in die Stirn fließt.

Nun tippen Sie behutsam auf die Amygdala. Sie können sich auch noch vorstellen, wie eine Feder ganz sanft die Vorderseite der Amygdala kitzelt, erst auf einer Seite, dann auf der anderen Seite. Wenn es Ihnen lieber ist, benutzen Sie zwei Federn und kitzeln beide Seiten gleichzeitig. Mehr ist nicht zu tun.

Bei heftiger Angst, dauerhafter Furcht und PTSD ist vor allem die linke Amygdala aktiv und ist allein zu behandeln!

Beim Klienten streichen Sie mit einem Ihrer Finger zur Unterstützung den Finger des Klienten, der auf der Amygdala liegt. Dies schaltet die Amygdala wie einen Schalter nach vorne, wenn zunächst auch zeitlich begrenzt. Je öfter Sie Ihre Amygdalae mit der Feder »kitzeln« bzw. nach vorne klicken, desto bemerkenswerter ist das Ergebnis. Nach einigen Stimulationen reagiert die Amygdala immer schneller.

Für Skeptiker: Die Veränderungen sind durch moderne Gehirnmessungen nachweisbar.

SPRACHE VERSTEHEN – KOMMUNIKATION ZWISCHEN DEN HIRNHÄLFTEN

Nur wenn linke und rechte Hirnhälfte zusammenwirken, können wir Sprache richtig verstehen. Der Balken zwischen den Hirnhälften ist das Corpus callosum, mit dem wir uns jetzt gezielt beschäftigen. Bei den bisher erläuterten Anwendungen wurde der Balken immer mitgehalten oder mitgeklopft. Und das allein schon kann ungewollte, doch positive Auswirkungen auf das Sprachverständnis haben.

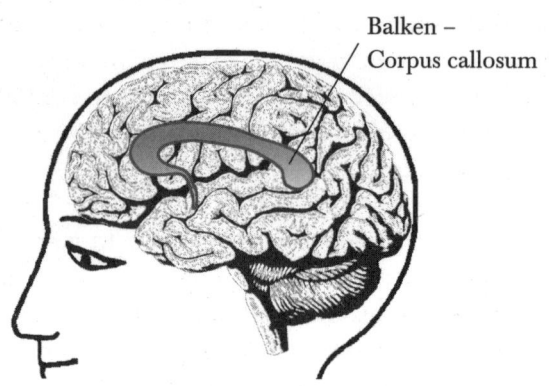

Balken –
Corpus callosum

Verarbeitet das Gehirn Sprache, spielen dem kognitiven Modell der Sprachverarbeitung zufolge zwei Dinge eine Rolle: die Grammatik und die Prosodie, die Sprachmelodie. Prosodie (von griech.: pros und ode = eigentlich das Hinzugesungene, der Zugesang, besser übersetzt mit Wortakzent, Silbenbetonung oder Satzmelodie) ist ein Begriff, der in mehrfacher Weise verwendet wird. Die phonetischen Analysen sind u. a. für die Beurteilung von Computerstimmen (Navigationsinstrumenten, Warnungen, Zeitansagen) von Bedeutung.

Die A-Prosodie kann vom Sprecher willkürlich gesteuert werden. Parameter der A-Prosodie sind u. a. die Intonation, Pausen und Lautstärkeänderungen. Mithilfe der A-Prosodie werden beispielsweise die Satzintention übermittelt und Betonungen gesetzt. Auch die Gefühle und die körperliche Verfassung des Sprechers können durch die A-Prosodie übermittelt werden. Sprache, aus der man die A-Prosodie entfernt, wird allgemein als Computerstimme empfunden.

Die B-Prosodie wird unwillkürlich erzeugt und bezeichnet den der Muttersprache eigenen Silbenrhythmus. Sie regelt die Abfolge von stimmhaften und stimmlosen Abschnitten. Durch die B-Prosodie erkennen wir ein Signal als Sprache.

Entscheidend beim Sprechen ist nicht nur, was gesagt wird, sondern auch, wie es gesagt wird. Menschen, deren Stimme die Prosodie fehlt, können sich daher weniger gut verständlich machen. Häufig tritt dieses Problem bei Menschen mit Autismus oder dem Asperger-Syndrom auf.

Für das Verständnis eines Satzes ist es nicht nur wichtig, dass er grammatikalisch korrekt formuliert ist, auch die Betonung bestimmt die Bedeutung.

So kann der Satz »Der Mann sagt die Frau kann nicht Auto fahren« je nach Betonung entweder bedeuten, dass die Frau nicht Auto fahren kann: »Der Mann sagt, die Frau kann nicht Auto fahren«, oder aber das genaue Gegenteil: »Der Mann, sagt die Frau, kann nicht Auto fahren.«

Wie sich die beiden Hirnhälften austauschen, um die Grammatik und die Prosodie, die Sprachmelodie, in Beziehung zu setzen, haben Wissenschaftler des Leipziger Max-Planck-Instituts für Kognitions- und Neurowissenschaften untersucht. Die linke Hirnhälfte verarbeitet die Grammatik und die rechte die Prosodie. Für die Kommunikation zwischen den Hirnhälften sorgen Bündel von Nervenfasern, das Corpus callosum.

Wie die Wissenschaftler jetzt herausgefunden haben, liegen die Faserbündel, die bei der Verarbeitung der Sprache zwischen den Hirnhälften vermitteln, im hinteren Bereich des Corpus callosum. Sie untersuchten Patienten mit Schädigungen im Corpus callosum. Dabei beobachteten sie mit neurophysiologischen Messverfahren, ob und wie Schädigungen in den unterschiedlichen Bereichen die Sprachverarbeitung beeinflussen. Ergebnis:

Nur bei Patienten mit Schädigungen im hinteren Drittel des Corpus callosum ist das Sprachverständnis gestört.

■ Sie klopfen den hinteren Bereich des Corpus callosum, wenn es sprachliche Verständnis- oder Interpretations- schwierigkeiten gibt.

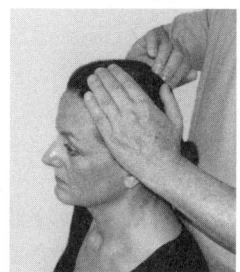

TOURETTE-SYNDROM UND TIC

Die pathophysiologischen Ursachen sind noch nicht vollständig bekannt. Untersuchungen deuten darauf hin, dass bei Tourette-Patienten Stoffwechselvorgänge im Gehirn aus dem Gleichgewicht geraten (in den Basalganglien). Insbesondere betrifft dies die Neurotransmitter Dopamin und Serotonin. Diese dienen im Gehirn der Signalübertragung (beispielsweise für Bewegungsabläufe) und sind teilweise übermäßig aktiv.

Nach Ansicht einiger Heiler handelt es sich beim Tourette-Syndrom auch um eine übermäßig aktive Hypophyse und das Besetztsein mit einer fremden Energie.

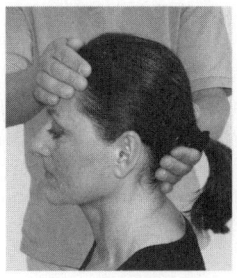

■ Bei der Einstimmung lange ZONE 5 halten und dann ZONE 5 und ZONE 2 halten. Fragen Sie nach der Wahrnehmung!

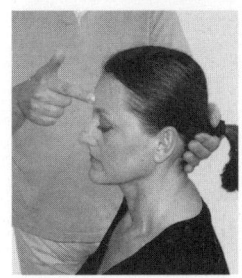

Danach beginnen Sie mit Affirmationen oder Lösungssätzen, die Entspannung, Beruhigung, Stabilisierung beinhalten. ZONE 5 weiterhalten und dabei den Stirnpunkt klopfen.

Dabei anweisen, wählen und erlauben,
dass das Gehirn genügend Dopamin
und Serotonin herstellt und gleichmäßig
verteilt.

Erinnerungen an den Zustand vor dem Tic
oder Tourette-Syndrom aktivieren.

DER SCHLÄFENLAPPEN UND DIE INSULA – SCHALTSTELLE FÜR LUST UND SUCHT

Bei der Behandlung der Insula steht das Verändern, Löschen und Neuprogrammieren von Verhaltensweisen, Gewohnheiten, Abhängigkeiten, emotionalen Reaktionen im Vordergrund.

Die Insula (auch häufig bezeichnet als Inselcortex, Inselrinde, Lobus insularis) ist ein eingesenkter Teil der Großhirnrinde. Sie wird von den Stirn-, Scheitel- und Schläfenlappen bedeckt. Reil'sche Insel ist ein anderer Name für die Insula.

Die funktionellen Aufgaben der Insula sind noch nicht gänzlich erforscht. Es wird angenommen, dass sie als assoziatives Zentrum für akustisches Denken sowie zur Wahrnehmung chemischer Reize (Geschmackssinn, Geruchsinn) und zur emotionalen Bewertung von Schmerzen fungiert. Neueste Forschungen messen ihr auch eine Bedeutung im Zusammenhang mit Liebesempfindungen bei.

Insula

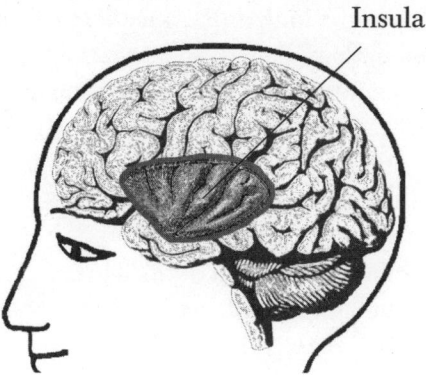

Dieses kleine Organ steuert die Erfahrung der sozialen Emotionen. Auf Mundgeruch wird mit Widerwillen oder Ekel reagiert, eine zärtliche Berührung des Geliebten ruft Entzücken hervor, der Duft der Geliebten wird zum Entspannungs- oder Potenzmittel. Die Insula dechiffriert und signalisiert uns Hass, Liebe, Wertschätzung, Vertrauen, Misstrauen, Empathie, Betrug, Schuld.

Erst kürzlich haben Forscher herausgefunden, dass Schlaganfallpatienten, die zuvor starke Raucher waren, kein Verlangen mehr nach Nikotin verspürten. Beim Schlaganfall wurde bei ihnen diese Region des Gehirns geschädigt. Die Forscher waren auch überrascht, dass keiner der Patienten den Drang nach anderen emotional positiv bewerteten Bedürfnissen wie Essen oder Trinken verlor. Die Wissenschaftler der University of Iowa unter Leitung von Nasir Naqvi gehen davon aus, dass dank dieser Erkenntnisse Medikamente entwickelt werden könnten, die selbst den stärksten Raucher zum Nichtraucher werden lassen.

Die etwa Zweieurostück große Insula empfängt Signale aus allen Teilen des Körpers und setzt sie in Empfindungen wie Hunger oder Durst um, aber auch in das Verlangen, das Süchtigsein etwa nach einer Zigarette, Alkohol, Nahrungsmittel, Sex, Glücksspiel etc., sie steuert Essstörungen und Angstzustände.

Es wird vermutet, dass die körperlichen Reize, die beispielsweise mit dem Rauchen verbunden sind – von der unmittelbaren Reizung der Atemwege bis zur Beseitigung der Entzugssymptome –, von der Insula vorweggenommen werden, die dann dem Gehirn als emotionaler Wunsch signalisiert werden. In der Insula werden Informationen von verschiedenen Sinnesreizen verarbeitet, sowie vom Geruch des Zigarettenrauchs und dem haptischen Gefühl, das die Zigarette in den Fingern und zwischen den Lippen vermittelt. Die Summe dieser Reize erweist sich dann in Verbindung mit den in Aussicht gestellten positiven Gefühlen stärker als alle Vorsätze.

Wenn Sie S.E.P. nutzen möchten, um das Verlangen zu löschen, klopfen Sie leicht auf der Insula-Region mit allen Sinnesreizen, die mit der Sucht verbunden sind – eben alle vorgenannten Stimuli. Aber auch die begleitenden Sensationen wie höherer Blutdruck, schneller Herzschlag, Kribbeln in den Atemwegen, Wärme im Mund, die Haltung der Hände – allesamt Rituale, die zum Prozess gehören.

■ Lassen Sie den Klienten
die Reize erzählen,
während Sie ZONE 2
halten und auf der
Insula-Region klopfen.

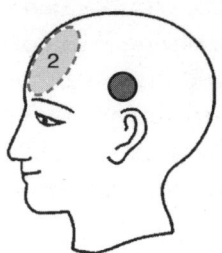

Berücksichtigen Sie auch
das Bedürfnis nach Belohnung!

»Ich brauche eine Belohnung!«
»Ohne Belohnung ist das Leben langweilig.«
»Ich weiß nicht, was ich stattdessen machen soll.«

Während Sie weiterhin ZONE 2 halten
und sanft auf die Insula klopfen, führen
Sie den Klienten dahin gegenteilige oder
andersartige Rituale zu erfinden und zu
erlauben.

Die Beteiligung der Insula mag Experten überraschen,
die diese Hirnstruktur bisher nicht mit dem Suchtver-
halten in Verbindung gebracht haben. Der Ursprung
wurde eher in den Belohnungszentren vermutet, in denen der Neurotransmitter Dopamin eine zentrale Rolle
spielt. Das eine schließt aber das andere nicht aus. Die
Insula, die eine enge Verbindung zum limbischen System
hat, ist an der Vermittlung von subjektiven Gefühlen an
höhere Zentren beteiligt. Sie weist das Belohnen an.

Und sie macht noch mehr: Sie entwickelt schon Prozesse,
bevor diese eingetreten sind. Sobald wir an einem sehr
kalten Tag den Entschluss fassen, das Haus zu verlassen,
bereitet sich der Körper darauf vor – Blut wird dahin ge-
pumpt, wo es gebraucht wird, um die Kälte zu ertragen,
der Stoffwechsel ändert sich augenblicklich. Sie sagt uns,
wie wir uns fühlen, wenn wir nach draußen gehen.

Das Gleiche gilt für jegliche Drogen-, Substanz- oder
Verhaltensabhängigkeit. Wenn der Abhängige konfron-
tiert wird mit Bildern, Geräuschen, Tönen, Gerüchen,
Situationen oder anderen Stimuli, die mit der Droge
(Speisen, Getränke, Nikotin …) assoziiert werden, wird
die Insula aktiviert, bevor die Substanz genommen wird.
Deswegen kann man gleich bei der Insula ansetzen und
diese mit entsprechender Technik »behandeln«.

Das Insula- oder Temporallappen-Klopfen kann durch
Lösungssätze oder Affirmationen bereichert werden.

■ Arbeiten Sie mit Suggestionen wie etwa:

»Ich wähle, dass mein Gehirn Dopamin
freisetzt, wenn ich der Sucht nicht nachgehe.«

»Ich wähle, mich wohl zu fühlen, wenn frische
Luft im Raum ist/wenn ich normal esse/
wenn ich in Maßen trinke.«

*Sie halten ZONE 2 und tippen sanft auf einer
Kopfseite beginnend bei den Schläfen nach
oben über das Ohr bis zur Mitte des Ohrs.*

Formulieren Sie jegliche Wünsche oder Ziele,
etwas zu erleben:

»Ich habe immer mehr Klienten, als ich
behandeln kann.«
»Ich genieße eine rauchfreie, nikotinfreie
Wohnung.«
»Ich esse in Maßen.«
»Ich bin entspannt im Beisein von Fremden.«

Alle Affirmationen oder Suggestionen
werden *drei Mal* wiederholt.

Wenn Sie die Methode an sich selbst
anwenden oder der Klient sie später allein
ausübt, machen Sie *30 Minuten Pause*
zwischen den Anwendungen.

Es können täglich *viele Themen* – im
entsprechenden zeitlichen Abstand –
behandelt werden.

DIE ALTA MAJOR-SEQUENZ

Üblicherweise betrachten wir unser Gehirn als ausschließlichen Sitz des Bewusstseins und damit als Feld oder Bereich, in dem sich die Wahrnehmung und Verarbeitung von Sinneseindrücken, Gedanken, Gefühlen, Erinnerungen, Vorstellungen, Träumen, Visionen und mystischen Erlebnissen vollzieht. Die moderne Wissenschaft beschreibt, wie vom Gehirn über die Nervenbahnen Impulse oder Reize ausgesandt und über dieselben Leitungen auch empfangen werden. Der Großteil dieser Leitbahnen verläuft im Hauptnervenstrang aus der Gehirnverlängerung/Medulla oblongata durch ein Loch in der Schädelbasis.

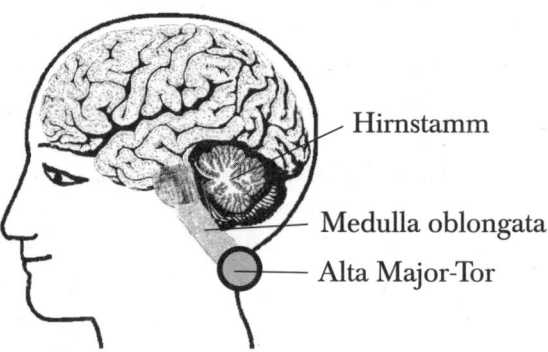

An dieser entscheidenden Übergangsstelle liegt das sogenannte Alta Major-Tor. Es ist die Öffnung in der Schädelbasis, durch welche der Hauptnervenstrang verläuft, der die nahtlose Weiterführung der Gehirnverlängerung darstellt.

Altus, alta (lat.) verweist in den Himmel – es bedeutet »hoch«. Major, eine Steigerung von magnus, heißt höher. Alta Major ist so gesehen der höchste Punkt der Wirbelsäule und der tiefste Punkt an der Schädelbasis.

Alice Bailey, die große Theosophin, bezeichnet den Alta Major-Punkt als »das Tor zu Licht und Wahrheit«. Yogananda beschreibt ihn als die Stelle im Körper, an der die kosmische Schwingung OM an die Schwingungsfrequenz des menschlichen Körpers angeglichen wird. Eine Vielzahl von esoterischen Schulen spricht von diesem Punkt als dem »Mund Gottes« und der Wirbelsäule als der »Flöte Gottes«, mit der er dem Körper die Melodie des Lebens einhaucht.

Das Alta Major-Zentrum ist das Tor, durch welches der Geist in den Körper eintritt. Aufgrund von Fehlhaltungen kann die Wirbelsäule abgeknickt und das Alta Major-Tor verengt sein. Dadurch kann es sich nicht voll und ganz für die Lebensenergie öffnen. Je mehr wir uns aufrichten, umso freier kann die Lebensenergie durch uns hindurchfließen.

Die Alta Major-Berührung stellt eine Verbindung her zwischen der äußeren und der inneren Haltung. So verschwinden mithilfe dieser Methode nicht nur sehr häufig Rückenschmerzen, sondern auch andere Schmerzpunkte. Sie ist auch eine wirksame Hilfe bei der Suche nach dem eigenen Lebenssinn.

Die Behandlung des Alta Major-Tores eignet sich für alle, die sich eine innere und äußere Wandlung wünschen und daran arbeiten möchten. Jeder Klient kann dabei selbst den Grad und die Intensität der individuellen Aus- oder Aufrichtung bestimmen.

■ Folgendes Grundprinzip liegt allen Alta Major-Sequenzen zugrunde: Sie umfassen mit Ihren Händen den Kopf des Klienten – ohne Worte, ohne Urteil – und nehmen den Klienten mit Ihren Händen wahr. Sie erspüren ihn. Sie erspüren seine Haltung, ob sie abgeschrägt, abgeknickt, verformt im Inneren und/oder Äußeren ist. Gibt es eventuell Spannungen, Nervosität, Unruhe? Der Knick in der Haltung kann sich als Knick im Inneren wiederholen oder umgekehrt.

Voraussetzung für eine Veränderung der inneren und äußeren Haltung ist die aktive Mitarbeit und die Bereitschaft des Klienten zur Aufrichtung seines Körpers. Das Erspüren und die Rückmeldung des Klienten sind eine gute Grundlage für eine wesentliche Haltungs-veränderung, die sich auf die innere (Sicht-weisen, Überzeugungen, Konflikte) und die äußere Haltung (Kopf und Wirbelsäule) bezieht!

Erstes Ziel ist eine aufrechte Haltung und das Ausrichten des Kopfes. Die aufrechte Haltung wird von vielen Menschen als ungewohnt oder unnatürlich empfunden. Das leuchtet ein: Der Körper braucht Zeit, um langsam seine über

Jahrzehnte geformte
Haltung aufzugeben
und eine aufrechte
Haltung als angenehm
zu erfahren. Dann wird
der Kopf so ausgerichtet,
dass er in eine waage-
rechte Position kommt.

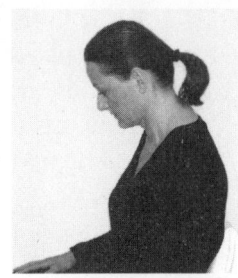

Zweites Ziel ist die gerade
Ausrichtung der Wirbel-
säule. Dazu wird der Kopf
oben an der Stirn mit
einer Hand sanft gehalten,
während die andere Hand
behutsam den Nacken
drückt, bis die optimale,
gerade Position erlangt ist.

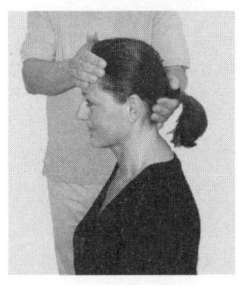

Zuweilen ist es dem Klienten jetzt schon
möglich, diese Haltung stabil zu halten.

*Körperlich gerade und innerlich gerade
heißt Wahrheit sprechen und leben,
heißt das Leben gerade sehen,
heißt wahrnehmbar und sichtbar sein.*

Eine Klientin, die wegen ihrer Konflikte mit einem
männlichen Geschäftspartner kam und voller Sorge
an die nächste Begegnung und Diskussion dachte,
»wuchs« durch das sanfte Aufrichten um einen Zen-

timeter. Ihr Körper straffte sich, ihr Blick – vorher
eher verschleiert und gesenkt – wurde klar und die
Augen schauten geradeaus und gerichtet. Ihr vorher
eher gehemmtes Auftreten war jetzt bestimmt und
zweifelsfrei, ihre Stimme – vorher kraftlos und brü-
chig – kräftig. Auf die Frage nach der Sorge und den
Befürchtungen wegen des nächsten Treffens schüttelte
sie den Kopf und erwiderte mit klarer Stimme, da
gehe sie jetzt gestärkt und selbstbewusst ran.

■ Sie können diese Sequenz auch ohne ein kon-
  flikthaftes Thema als Abschluss von S. E. P.
  durchführen. Seien Sie gespannt, was Sie
  damit zusätzlich auslösen oder erlösen.

■ Sollten Sie ein Thema behandeln, können Sie das so
  handhaben: Während der
  Kopf am Alta Major-Punkt
  mit einer Hand oder einem
  oder zwei Fingern von unten
  gehalten wird, klopfen Sie
  sanft mit einem Finger ab-
  wechseln den Stirnpunkt und
  die Kopfmitte (Fontanelle). Gehen Sie dabei
  auf das Thema ein und behandeln Sie es mit
  Lösungs- oder Erlaubenssätzen, die Sie
  vorgeben oder die der Klient selbst findet.

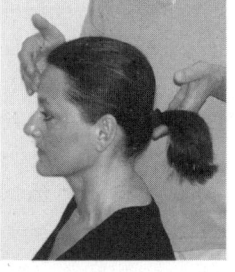

Der Kopf kann danach oder zwischendurch
in eine schräge oder gekippte Position gebracht werden, um den Klienten wahrnehmen

zu lassen, wie es ist, schräg oder geknickt zu
sein und aus dieser Perspektive zu sehen und
zu erahnen, wie man wahrgenommen wird.

KLOPFEN VON HIRNSTAMM BZW. OBERER WIRBELSÄULE

Eine Heilpraktikerin berichtet, dass sie bei sich »eine
außerordentliche Weite und Ruhe« erlebt, wenn sie Aku-
punktur im oberen Wirbelsäulenbereich (Atlas, C1–C7)
durchführt. Da das Gehirn »fließend« vom Hirnstamm
in die Wirbelsäule übergeht und der Hirnstamm der
entwicklungsgeschichtlich älteste Teil des Gehirns ist,
können wir annehmen, hier »alte und fundamentale«
Themen vorzufinden.

Als Hirnstamm werden die unterhalb des Diencephalon
lokalisierten Bereiche des Gehirns ohne das Kleinhirn
bezeichnet. Zum Hirnstamm gehören: Mesencephalon
(Mittelhirn), Pons (Brücke), Medulla oblongata (verlängertes Rückenmark).

Das Mittelhirn (Mesencephalon) ist ein Teil des Hirn-
stamms und liegt zwischen Pons und Diencephalon. Das
Mittelhirn regelt unter anderem die Augenbewegung,
die Irismuskulatur und die Ziliarmuskeln. Erregungen
sensibler Nerven werden an das Großhirn weiter- oder
auf motorische Nerven umgeleitet. Das Mittelhirn ist
ein wichtiger Bestandteil des extrapyramidalen Systems.

Die Medulla oblongata (verlängertes Mark) ist der hinterste Gehirnteil und gehört zum Hirnstamm. Sie bildet das Myelencephalon (Nachhirn) und wird auch als Bulbus medullae spinalis oder Bulbus cerebri bezeichnet. Die Medulla oblongata ist nach unten hin zum Rückenmark nicht scharf abgrenzbar.

Laut Definition reicht sie vom Abgang des ersten Spinalnervs hinauf bis zur Brücke. Im verlängerten Mark befinden sich Zentren für die Kontrolle des Kreislaufs, der Atmung und für den Nies-, Husten-, Schluck- und Saugreflex und des Erbrechens.

Das Extrapyramidalmotorische System (EPS) ist ein neuroanatomisches und -physiologisches Konzept, in dem sich alle Steuerungsvorgänge der Bewegung (Motorik) wiederfinden, die nicht über die Pyramidenbahn verlaufen. Dieses Konzept ist nur bei Primaten, insbesondere beim Menschen, sinnvoll, da das pyramidale System nur bei ihnen eine hohe Bedeutung und eine gewisse Dominanz in der Bewegungskontrolle hat.

Das EPS hat seinen Ursprung sowohl im motorischen Kortex als auch in zahlreichen anderen Kerngebieten des Gehirns. Sein wichtigster Bestandteil sind die Basalganglien (bedeutsam bei Tic, Tourette-Syndrom!).

Es steuert vor allem die gröberen Bewegungsabläufe sowie die tonische Halte- und Stützmotorik und sorgt zudem durch die Verschaltung u. a. mit dem Kleinhirn, dem optischen Reflexzentrum und den Gleichgewichtskernen für die Harmonie der Bewegungen und Korrektur der Körperhaltung. Es steuert alle unwillkürlichen Bewegungen (z. B. gefühlsbetonte Gestik) und beeinflusst den Tonus der Muskulatur. Wichtigster Neurotransmitter des EPS ist Dopamin.

Bei Schädigungen des EPS kommt es zu Erkrankungen mit stark gesteigerten oder gehemmten Bewegungsabläufen wie Chorea Huntington oder Parkinson-Krankheit. Außerdem können bei EPS-Schäden Reflexe gesteigert sein (Hyperreflexie).

Eine Rückenmarksverletzung mit Querschnittlähmung zieht meist auch eine Schädigung der extrapyramidalen Bahnen im Rückenmark nach sich. Da gleichzeitig die pyramidalen Bahnen beeinträchtigt sind, kommen am Muskel keine beruhigenden Impulse mehr an, und der Tonus bzw. der den Tonus verstärkende Reflexbogen vom Rückenmark kann sich durchsetzen. Folge ist häufig eine Spastik.

■ Hier einige Ansätze, wie dieser Bereich behandelt werden kann. Variieren Sie die Ansätze, verlängern oder verkürzen Sie sie. Folgen Sie der Intention und nicht dem rationalen Verstand.

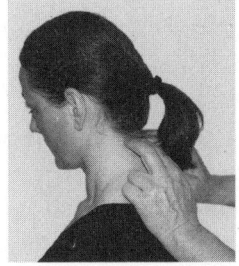

Sie klopfen den Hirnstamm oder Sie halten den Hirnstamm. Sie brauchen nichts zu sagen.

Sie halten ZONE 1 und klopfen neben der Hals-wirbelsäule links und rechts von oben nach unten und zurück. Danach die Hände einfach ruhen lassen und den Klienten spüren lassen.

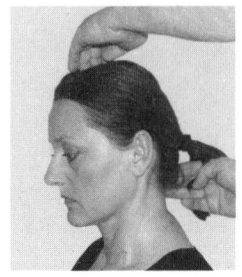

Sie können jederzeit nach den Wahrnehmungen des Klienten fragen!

Abschließend können Sie noch Erlaubens-/Wahlsätze formulieren, während eine Hand beim Hirnstamm oder der Halswirbelsäule bleibt und mit einem Finger die Fontanelle geklopft oder nur berührt wird.

Nur wer selbst ruhig ist,
kann zur Quelle all dessen werden,
was Ruhe sucht.

Thementeil 3

Über DNA, Gene und S.E.P.

Nur zwei Prozent der Menschen werden mit defekten Genen geboren. Doch von den genetisch gesunden Menschen werden fast alle irgendwann mentale, emotionale oder körperliche Störungen aufgrund von Blockaden erleben. Ausgenommen sind hier die normalen Altersabnutzungserscheinungen. Was sind Gene? Ein Gen ist ein Abschnitt auf der DNA (Desoxyribonukleinsäure), der die Grundinformationen zur Herstellung einer biologisch aktiven RNA (Ribonukleinsäure) enthält und in der Lage ist, neue Zellen zu erschaffen.

Warum die Gene defekt sind und die DNA Störungen oder Krankheiten verursacht:

- Elterliche, mangelhafte Erbanlagen – auch generationsübergreifende Einflüsse!

- Pränatale Einflüsse wie Umwelttoxine, schlechte Ernährung, physische und psychische Episoden im Leben der Mutter

- Umwelteinflüsse in der Kindheit: Für eine gesunde Gehirnentwicklung, also das Entstehen von Neuronen, neuronalen Verbindungen, Intelligenz, Denkfähigkeit etc. – eine Folge gestreckter Gene –, braucht ein Kind Geborgenheit, Körperkontakt, Spiel (kein Lernen!), Liebe, den nicht unterdrückten Ausdruck seiner Sexualität.
  Eine geistig und körperlich anregende Umgebung aktiviert die Gene, die für die Entwicklung des Gehirns sorgen. Sind diese Faktoren (Ursachen) nicht oder ungenügend gegeben, schlafen die Gene ein

(Wirkung 1) und die Entwicklung des Gehirns ist gering (Wirkung 2). Wirkungen können somatosensorische Gemütsstörungen (= Übererregung sensibler Nerven und Hirnareale) sein. Sie fördern beispielsweise Gewaltbereitschaft und reduzieren die Intelligenz, was in sozialen Schichten und Kulturen zu beobachten ist, bei denen diese Faktoren gering sind oder unterdrückt werden.

– Systemische Einflüsse, entstehend aus Idealisierungen von Bezugspersonen, Übernahme von Verdammungen, Verfluchungen von Personen aus dem familiären und weiteren Umfeld. Frühkindliche Entwicklung von starren Charaktermerkmalen wie depressiven, rigiden, schizoiden oder hysterischen Denk- und Verhaltensweisen

– Körperliche oder emotionale Traumata

– Krankheit und Medikamente

Innerhalb jeder Zelle liegt ein Zellkern, in dem die Chromosomen enthalten sind. In den Chromosomen ist die DNA und in der DNA sind die Gene – der genetische Code. Es gibt den bekannten DNA-Doppelstrang, der in vielen Proteinen verpackt ist.

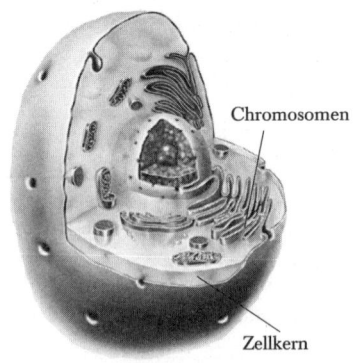

Chromosomen

Zellkern

Dieser Komplex aus DNA und Proteinen wird als Chromatin bezeichnet. Die Proteine reagieren auf Signale aus der Umwelt und beeinflussen die Prozesse in der Zelle und deren weitere Auswirkungen – beispielsweise auf den Körper.

Die Zellen sind die Grundbausteine des menschlichen Körpers. Sie sind die kleinste selbstständig lebende funktionelle Einheit im Rahmen einer übergeordneten Struktur (beispielsweise eines Organs). In ihrem Grundmuster sind alle Zellen gleich, jeder Zelltyp ist allerdings darauf spezialisiert, eine besondere Aufgabe im Organismus zu übernehmen. Menschen bestehen aus vielen Billionen Zellen. Das Gehirn besteht aus ca. 100 Milliarden Zellen. In jeder Sekunde finden 7 Trillionen Prozesse in den Zellen statt.

Die Gene – so lautete die Erklärung bisher – sind unveränderlich. Das stimmt nicht. Die Gene sind ein Potenzial, eine Möglichkeit – eine Blaupause für den Aufbau und die Funktion des Menschen.

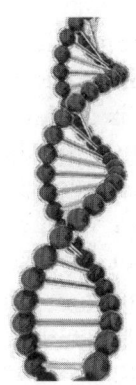

Die DNA besteht aus Strings für bestimmte Prozesse. Die Gene reagieren stark auf Umwelteinflüsse oder -faktoren durch Signale bzw. Informationen. Das ist bei allen Lebewesen der Fall – sie versuchen, sich der Umwelt anzupassen.

Das Gen nimmt über den Zellkern (das ist das Gehirn der Zelle) Informationen der Umwelt auf und ist in dem

Sinne veränderbar, dass die Strings aktiviert oder abgeschaltet werden.

Wir sind nicht Opfer einer eingeschweißten, unveränderlichen DNA. Mit diesem Wissen können wir nicht mehr die Verantwortung für unsere Befindlichkeit an die DNA abgeben. Denn: Unsere Gedanken und Emotionen rasen als Information in Form elektrischer Impulse durch den ganzen Körper in jede Zelle. Und was wir denken oder fühlen, kann die Gene beeinflussen!

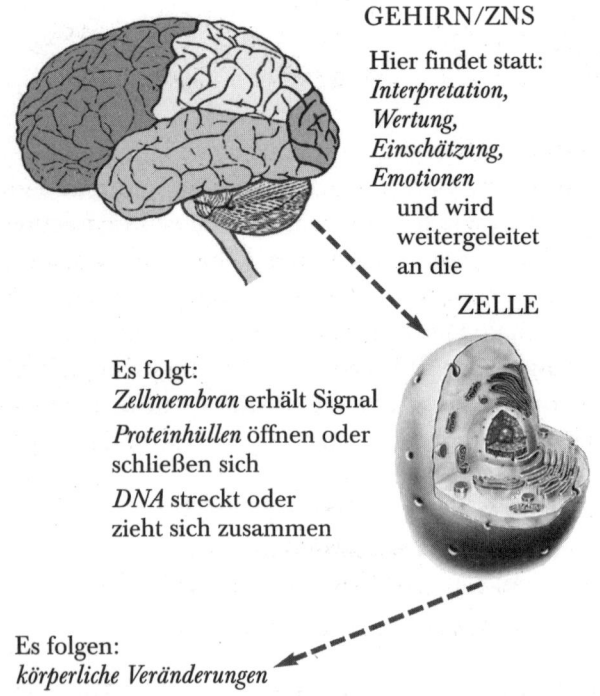

GEHIRN/ZNS

Hier findet statt:
Interpretation,
Wertung,
Einschätzung,
Emotionen
und wird
weitergeleitet
an die

ZELLE

Es folgt:
Zellmembran erhält Signal
Proteinhüllen öffnen oder
schließen sich
DNA streckt oder
zieht sich zusammen

Es folgen:
körperliche Veränderungen

EPIGENETIK –
SIGNALE VON AUSSERHALB DER ZELLE

Zu beobachten ist – und das weiß man seit 1990, auch wenn sich die Wissenschaften dafür nicht sonderlich interessieren – ein Zusammenziehen/Abschalten (Blockieren von DNA-Strings) oder Ausdehnen/Einschalten (Freigabe von DNA-Strings) der Gene durch Umweltsignale, durch unser Denken und unsere Befindlichkeit.

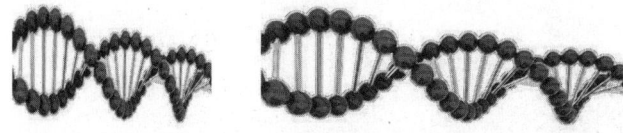

Dehnt sich die DNA aus (Genexprimierung) und werden einige der 25 000 Gene freigelegt, können Informationen weitergegeben werden, die vielleicht für unsere Gesundheit sehr wichtig sind. Auch umgekehrt können wir uns die Wirkungen gut vorstellen – etwas funktioniert nicht oder nicht ganz. Die Theorie und neue Wissenschaft dieser Phänomene heißt Epigenetik. Epigenetik enthält die Begriffe Epidermis (Außenhaut) und Genetik (Genwissenschaft). Und Epigenetik ist Teil der Methode S.E.P.

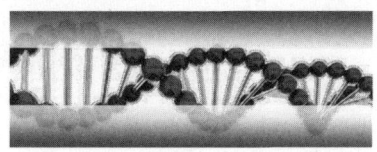

Die DNA lagert in der Proteinhülle wie die Bauzeichnung eines Hauses, die in einer Papprolle aufbewahrt wird. Um die Zeichnung zu lesen und das Haus zu bauen, muss man die Rolle entfernen. Die DNA-Stammzellen entscheiden sich für die Bildung neuer Zellen aufgrund der Aktivierung erfahrungsabhängiger Gene. Die Stammzellen können alle Zellen des Körpers – Augen, Leber, Haut usw. – entstehen lassen.

Wenn wir uns den Finger schneiden, veranlassen die Stammzellen, dass neue Haut- und Bindegewebezellen und nicht etwa Gehirnzellen im Finger entstehen.

Stehen wir allerdings unter dem Einfluss von Wut, Zorn, Ärger, Verzweiflung etc., ist der Prozess blockiert oder läuft sehr viel langsamer ab, da die Energie für diese Emotionen verbraucht wird.

MEHR NEURONEN IM GEHIRN

Erfahrungsabhängige Gene werden durch Lernen und Neues aktiviert und regen die Stammzellen an, neue Neuronen im Gehirn zu bilden – in jedem Alter!

Dafür braucht es neuartige Aktivitäten, Lernen, Eindrücke, Einsichten, Entdeckungen, Umgebungen und körperliche Betätigung – allerdings auch spirituelle Praktiken.

Lernerfahrungen und andere Bewusstseinszustände hoher Aufmerksamkeit leiten die Genexprimierung ein, die eine Bildung neuer Neuronen und dann Synapsen zur Folge hat. Neuronen sind so verschaltet, dass sie auf neuartige Ereignisse und nicht auf Monotonie reagieren!

In einem Experiment entdeckte Eric Kandel (Nobelpreis Medizin 2000), dass sich die Zahl der Synapsen durch Stimulation der sensorischen Neuronen verdoppelt – wenn sich neue Erinnerungen gebildet haben.

BITTE WIEDERHOLEN

Allerdings bleibt die Zahl der neuen Neuronen nur dann gleich oder konstant, wenn das Neue genutzt oder wiederholt wird. Andernfalls bauen sich die Neuronen innerhalb eines Monats wieder ab.

EMOTIONALES WOHLBEFINDEN

Neue Erfahrungen sorgen nicht nur für neues Gehirngewebe, sondern auch für emotionales Wohlbefinden. Aus Forschungen ist der Zusammenhang zwischen klinischer, schwerer Depression und mangelndem Zellwachstum im Gehirn bekannt. Als Folge davon schrumpft der Hippocampus im Gehirn Depressiver um bis zu 15 Prozent, wenn Stress und soziale Traumen zu Umweltsignalen führen (Umwelt ist hier Denken, Empfinden), die die Genexprimierung erfahrungsabhängiger Gene hemmen.

Die bisherige Erklärung für Krankheitsursachen war die DNA. So lauten die Schlagzeilen! Man hat das Gen für alles Mögliche, von Depressionen bis Neurodermitis, gefunden. Tatsache ist aber, dass zwar eine Verbindung zwischen den Genen und der Krankheit/Störung gefunden wurde, aber dass es sich dabei sehr selten um ein einzelnes Gen handelt. Hier werden Zusammenhang und Wirkung nicht unterschieden.

Krankheit ist die Auswirkung, die Folge der Umweltfaktoren auf die DNA. Man müsste also bei den Umweltfaktoren beginnen, die die DNA beeinflussen!

Anm.: Es gibt frühe Gene und adulte Gene; frühe Gene finden sich massenhaft und in bester Qualität in der Nabelschnur. Man sollte sie für später aufheben, denn mit deren Stammzellen können wir uns später heilen. Es existiert bereits eine Nabelschnurbank für tiefgekühlte Nabelschnüre!

WAS SIND UMWELTFAKTOREN?

Nicht nur die chemische oder mechanische Umwelt, nicht nur toxische Substanzen, Energiefelder, Schwingungen, sondern auch das, was wir denken – das Zentralnervensystem, das Gehirn ist die Umwelt für die Zelle. Das Gehirn interpretiert die Umwelt und signalisiert damit der Zelle, was »draußen« los ist und was zu tun ist (Angriff, Abwehr, Freude, Verlangen).

Zu der Umwelt der Zelle gehört auch das immer kontrollierende Unterbewusstsein! Und hier betreten wir die Welt der Überzeugungen und Glaubenssätze. Wenn geglaubt wird, dass das Leben gefährlich ist, zieht sich die DNA in Erwartung einer Bedrohung zusammen. Dauerhaft, immer.

Deshalb ist es eine wirklich wichtige Arbeit für unser Wohlbefinden, wenn wir uns beispielsweise mithilfe der S.E.P.-Methoden mit Überzeugungen und Glaubenssätzen beschäftigen. Die Zelle reagiert auf das, was geglaubt wird!

ZUR UNTERSCHEIDUNG

Das, was wir Bewusstsein nennen, ist der Teil des spontanen und kreativen Denkens und Handelns – im Gegensatz zum Unterbewusstsein, das wir z. B. die meiste Zeit beim Autofahren nutzen – da müssen Sie nicht mehr nachdenken, wie Sie lenken sollen.

VERERBUNG

Vererbung geschieht übrigens nicht nur durch die Gene! Keimzellen (Eizellen schon im weiblichen Fötus, Spermien ab dem zehnten Lebensjahr) speichern die Informationen über die Lebensumstände, die Ernährungsweise und die Umwelteinflüsse.

Bis zwei Generationen später können diese Informationen weitergegeben werden: Wenn Großvater gehungert hat, leben der Sohn und der Enkel länger. Neigte Oma zur Völlerei, bekommen Kinder oder Enkel eher Diabetes. Das Gedächtnis der Gene liegt in den Keimzellen. Der Mensch – eine lebendige Matrix mit Bewusstsein.

Bindegewebe und Zellskelett wirken wie ein elektrischer Leiter, der seine Informationen bis in die DNA schickt, und zwar ohne jegliche Verzögerung und ständig. Jeder Gedanke, den wir denken, unsere Absichten, unsere Intentionen, unsere Überzeugungen, alle erlebten Emotionen werden über weit verzweigte und verbundene Energieleitungen durch den Körper geschickt – ein ständiger Widerhall der Gedanken.

EIN ULTRASCHNELLES, EFFIZIENTES SYSTEM

Man schätzt, dass ein erwachsener Mensch aus bis zu 100 Billionen Zellen besteht: 100 000 000 000 000 Zellen (davon ca. 100 Milliarden Gehirnzellen).

In jeder Zelle sind 23 Chromosomenpaare mit der DNS des Menschen in gleicher Struktur gelagert.

Jeder Mensch trägt bis zu 4600 Billionen Kopien seiner DNS in sich; als Zahl: 460 000 000 000 000 000 Kopien.

Die Veränderung der DNS erfolgt nicht von Zelle zu Zelle (das würde nach bisheriger Ansicht sehr lange dauern) – die Veränderung einer Art der DNS verändert alle DNS einer Art gleichzeitig.

Denn: Was einmal zusammengehörte, wird für immer verbunden sein – ganz egal wo sich die Teile befinden. Es existiert kein zeitlicher Unterschied, keine örtliche Grenze.

Alles, was an einem Ort vor sich geht, ereignet sich auch an anderen Orten. Nichts ist lokal daran gebunden, wo und wann es geschieht.

Jetzt wird es quantisch: Bindegewebe und Zellskelett sind ein Resonator für Quantensignale aus dem Universum und gleichzeitig Sender von Quantensignalen ins Universum. Das heißt, alle wissen Bescheid, alle Informationen stehen überall gleichzeitig zur Verfügung durch Vakuumwellen, die das Universum oder die Universen verbinden.

DNA-Experimente mit Gefühlen

Zwei überraschende Experimente mit der DNA beweisen, dass sie sich selbst korrigieren oder »heilen« kann, entsprechend der Gefühle des Individuums, wie Gregg Bradden jüngst berichtete. Gregg Bradden begann als Wissenschaftler und Ingenieur, bevor er sich diesen Themen zuwandte.

1. Experiment: DNA reagiert auf Gefühle des Spenders

Das folgende Experiment wurde vom Militär durchgeführt: Leukozyten (weiße Blutkörperchen) wurden von Spendern für DNA-Untersuchungen gesammelt und in Behälter eingelegt, sodass man die elektrischen Veränderungen messen konnte.

In diesem Experiment wurde der Spender in einen Raum geführt und »emotionalen Stimuli« ausgesetzt (Videoclips). Diese verursachten verschiedene Emotionen im Spender.

Seine DNA wurde in einen anderen Raum im selben Gebäude gebracht. Sowohl der Spender als auch seine

DNA wurden beobachtet. Wenn der Spender emotionale Höhen und Tiefen zeigte (elektromagnetische Reaktionen), konnten bei seiner DNA genau die gleichen Reaktionen registriert werden, und zwar gleichzeitig. Es gab keine zeitliche Verzögerung, keine Transmissionszeit. Die DNA-Höhen und -Tiefen entsprachen exakt den Höhen und Tiefen des Spenders, und das zeitgleich.

Die Wissenschaftler wollten herausfinden, in welchem räumlichen Abstand zwischen Spender und DNA man weiterhin dieselben Ergebnisse erhalten konnte. Sie hörten mit den Experimenten auf, nachdem sie den Spender und seine DNA 80 km voneinander getrennt hatten und immer noch dieselben Reaktionen ohne Zeitintervall, ohne Verzögerung auftraten.

Die DNA und der Spender hatten die identischen Reaktionen zur selben Zeit. Was bedeutet das? Das heißt, dass lebendige Zellen durch eine zuvor nie erkannte Form von Energie kommunizieren. Diese Energie ist durch Entfernung und Zeit nicht beeinträchtigt. Es handelt sich dabei um eine nicht räumliche Form von Energie, eine Energie, die schon immer überall existiert hat, zu jeder Zeit.

Bezogen auf die Fernarbeit mit Menschen – möglicherweise mit S.E.P. oder anderen energetischen Methoden – heißt das, dass eine Probe des Empfängers hilfreich ist, um dessen DNA zu beeinflussen.

2. Experiment: Neutrale DNA reagiert auf Gefühle anwesender Menschen

Das zweite Experiment wurde durch das Institute of Heart Math durchgeführt. Dabei wurden einige menschliche Plazenta-DNAs (die reinste Form von DNA) in einen Container gebracht, in dem man Veränderungen in der DNA messen konnte. Eine Gruppe von 28 Forschern erhielt jeweils einen Glasbehälter. Diese Forscher waren darin trainiert, Gefühle hervorzubringen und sie auch zu erfühlen. Und sie hatten starke Emotionen.

Das Resultat dieses Experiments:

Die DNA veränderte ihre Form entsprechend den Gefühlen der Forscher.

1. Wenn die Forscher Dankbarkeit, Liebe und Anerkennung fühlten, beantwortete das die DNA mit Entspannung. Die DNA-Strings öffneten sich, sie wurden länger.

2. Auf Empfindungen von Ärger, Angst, Frust oder Stress reagierte die DNA mit Zusammenziehung. Sie wurde kürzer und schaltete viele ihrer Codes ab!
   Wenn man je erlebt hat, wie negative Gefühle einen »abschalten« können, dann weiß man jetzt, warum auch der Körper sich »ausschalten« kann. Dieses »Abschalten« und erneute »Einschalten« der DNA-Codes setzte dann ein, wenn die Forscher wieder Gefühle von Liebe, Freude, Dankbarkeit und Anerkennung erfuhren.

3. Dieser Versuch wurde anschließend mit HIV-positiven Patienten fortgesetzt. Es stellte sich heraus, dass bei Gefühlen von Liebe, Dankbarkeit und Anerkennung sich 300 000 Mal mehr Widerstandskräfte entfalteten als ohne diese Gefühle.

Und das könnte die Antwort darauf sein, was die Erhaltung der Gesundheit unterstützen kann, egal welche Viren oder Bakterien herumschwirren: in Gefühlen von Freude, Liebe, Dankbarkeit und Anerkennung bleiben!

Die Individuen, die in tiefer Liebe geübt sind, die Dankbarkeit empfinden und Anerkennung erfahren, können die Form ihrer DNA verändern.

Das veranschaulicht eine neue Form von Energie, die die Schöpfung verbindet. Diese Energie scheint ein dichtes Netz zu sein, das alle Materie verbindet. Im Wesentlichen sind wir fähig, durch unsere Schwingung dieses Netz der Schöpfung zu beeinflussen.

EIN NEUES KONZEPT

Auf genetischer Ebene ist die Tatsache interessant, dass die menschliche DNA 173 cm misst, wobei lediglich 3 cm davon aktive genetische Informationen enthalten.

Diese scheinbare Verschwendung der Natur verwirrt die Biochemiker und sie nennen die inaktiven Teile der DNA Introns – nutzlosen Abfall. Das ist ein sehr zweifelhafter Ansatz, da die Natur nirgendwo Abfall produziert. Angenommen, die Introns – und auch dies weicht von

der offiziellen wissenschaftlichen Ansicht ab – sind gleich-
zusetzen mit dem im Menschen schlummernden spirituellen Potenzial.

Mithilfe von Methoden könnten die inaktiven Teile
der DNA aktiviert werden. Das 3 cm aktive DNA-Mate-
rial beinhaltet nur Informationen, die zum Überleben
notwendig sind. Wird jedoch das restliche DNA-Mole-
kül aktiviert, dann können wir, weit über das reine
Überleben hinaus, über mehr Potenzial verfügen.

WAS TUN MIT S.E.P.?

1. Widerstände, Negativität, negative Emotionen elimi-
   nieren.

   Diese Arbeit ist in *Thementeil 1* beschrieben.

2. Möglichkeiten schaffen, um bestimmte positive Zustände wie Liebe, Dankbarkeit, Anerkennung, Stille
   zu erfahren.

   Diese treten meistens – nicht immer – nach dem Auflösen von Widerständen oder Themen auf.

3. Gezielte Anweisungen an die DNA geben.

   Bei dieser S.E.P.-Sequenz wiederholt der Klient in
   Wahl- oder Beschlusssätzen mehrfach die Anweisungen an das Körper-Geist-System, eine Veränderung
   herbeizuführen. Zuvor müssen die unter *Punkt 2* be-
   schriebenen Zustände erfahren werden.

EIN GROSSES IN-FORMATIONSFELD

Begonnen hat es mit einer Zelle, die sich teilte und teilte und teilte und damit vermehrte. Daraus entwickelten sich Zellverbände, immer größere, immer komplexere, bis hin zum menschlichen Gehirn – das komplexeste Informationsorgan, die bis jetzt komplexeste Form. Aus dieser ersten Zelle ist alles Lebendige, Empfindungsfähige entstanden. Somit ist alles miteinander verbunden. Alles wirkt über eine unmerkliche Informationsenergie auf die Zellkerne aller Zellen.

Über das planetarische morphogenetische Feld oder Gedanken-Info-Feld sind alle Mitglieder einer Spezies miteinander verbunden und können Informationen erhalten, die sich bei ihnen als Impulse oder Gedanken manifestieren. Der Geist ist also auch eine Art Lautsprecher für Musik aus den Sphären.

Über das Planeten-Feld hinaus werden auch In-Formationen aus dem kosmischen Feld aufgezeichnet. Aus einer Ursuppe der In-Formation – die In-Formationen aller Wesen aller Zeiten verfügbar macht – entstand und entsteht immer wieder in neuer Form eine Lebensgrundlage.

Dieses Feld ist die Lebensgrundlage für alles. Jede Lebensform kann von ihren Vorgängern lernen, an deren Erfahrungen teilhaben. Aus dieser ewigen Quelle, die ein materielles Nichts und absolute Stille ist, entstehen vorübergehende Phänomene, die sich wiederum zu vorübergehenden Phänomenen entwickeln (wie dem Menschen, der Maus, dem Grashalm). Das Nichts, die Leere des Universums ist die Quelle des Lebens, auch wenn wir es als lebensfeindlich, kalt, leer ansehen sollten.

Oder, wie es im Hinduismus heißt: Aus dem Brahman strömt Prana und erzeugt einen Tumult, das Leela. Immer wiederkehrendes Samsara des Lebens, das Rad des Lebens, in dessen Mitte Stille und Bewegungslosigkeit herrscht. Das Zentrum des Lebens.

DIE KRAFT DES GEISTES

Der Geist (eine Energie) ist stärker als die genetische Programmierung (DNA). Am Beispiel von Placebo (kein Inhalt, dennoch Heilung) und Nocebo (negative Prognose, keine Krankheit und dennoch Krankheitsausbruch) können wir sehen, dass das Denken die DNA steuert. Das Denken ist die Ursache, die DNA ist die Wirkung. Dann folgt Heilung oder Krankheit.

Nur so zu tun, als ob man positiv denkt, schwächt eher, als dass es hilft – denn der Selbstbetrug ist bekannt und es erfordert viel Energieaufwand, ihn immer zu wiederholen. Überdies führt er zu dem Schluss, dass alle Möglichkeiten erschöpft sind und im Grunde nichts geschehen ist. Die Folge: Man kapituliert, gibt auf.

Das Unterbewusstsein als Speicher instinktiver und erlernter Denk- und Verhaltensweisen wird immer durch

Außenreize aktiv und spielt das Programm ab. So ergeben sich Gewohnheiten des Denkens, Handelns und
Fühlens. Ein gleiches Signal, ein gleiches Handeln.

Der Anblick einer nicht sorgsam ausgedrückten Zahn-
pastatube kann ein schlechtes Gefühl (schlechtes Gewissen, Scham) erzeugen, weil das als »nicht richtig« oder
»Verschwendung« gelernt wurde. Nun gilt es das Gefühl
abzuwehren (Rationalisieren klappt ganz gut) oder die
Tube zu verstecken. Die Botschaft ist: *Du bist nicht gut.
Nichts kannst du richtig.*

Oder der Versuch eines Rechtshänders, mit der linken
Hand eine Schraube einzudrehen. Wie schwierig, klappt
fast nie! Die Botschaft: *Du kannst es nicht. Du kannst gar
nichts richtig. Du bist schwach.* Schweißausbruch. Ärger.
Wütend – um das Gefühl loszuwerden – wird die Technik verdammt.

Oder es wurde gelernt, dass Feuer gefährlich sei. Später im Leben soll dann ein Kaminfeuer gemacht werden.
Die Botschaft: *Lebensgefahr. Sei sehr vorsichtig.* Folge:
Angst, Stress. Folge: Das Anzünden misslingt. Die Botschaft: *Du kannst nichts richtig. Auch das gelingt dir nicht.*

Oder Mutter sagte mit drohender Stimme: *Lass die
Finger von der Steckdose, dann gibt es einen Blitz und du bist
tot.* Dreißig Jahre später versteckt sich ein gut aussehen-
der, gesunder, starker Mann, wenn Gewitterwolken auf-
ziehen, und kontrolliert zwanghaft den Herd, ob auch
wirklich alles ausgeschaltet ist.

Immer geht eine Information an die Gene: *Duck dich,
ziehe dich zusammen!* Anschließend wird etwas krank
oder funktioniert nicht mehr harmonisch.

Ein zeitgeschichtliches Beispiel:

Die Ereignisse vom 11. September in New York lähmten das ganzes Land, bis die Regierung eindringlich und oft wiederholte, dass die Geschäfte weitergehen (sie sprachen allerdings nicht vom Leben). Was war los?

Eine Depression hatte sich ausgebreitet und lähmte die Menschen. Die Gehirne waren mit der Stressbewältigung völlig überlastet. Die Amygdala hatte auf dauerhafte Bedrohung geschaltet. Der Vorderhirnlappen war durch entsprechende Botenstoffe abgeschaltet und die hinteren Schläfenlappen in dauerhafter Übererregung. Und es kam lange kein Entwarnungssignal!

Die Überzeugungen und Glaubenssätze in Bezug auf diese Ereignisse steuerten erst die psychischen und danach die körperlichen Folgen. Überzeugung oder Glaube steuert das Leben.

Wenn wir nichts unternehmen, spielt uns das Unterbewusstsein immer das gleiche Lied. Und wir tanzen. Und wir kämpfen dagegen an. Es hilft nichts, den Player anzuschreien!

S.E.P. könnte helfen, den Player abzustellen oder ein neues Lied zu spielen.

Thementeil 4

Wachstum, Krisen, Identitäten und Erfahrung von Stille

In diesem letzten Thementeil beschäftigen wir uns mit Identität, Essenz und Stille. Auch hier sollen einige Beispiele verdeutlichen und dabei helfen, wie Sie diese Themen mit anderen angehen und erfolgreich handhaben können.

Wenn ich von Stille schreibe und Menschen diese durch S.E.P. erfahren, dann handelt es sich dabei nicht um Ruhe. Ruhen können Sie auf dem Sofa. Ruhe ist untätiges, entspanntes Dasein – Sie sind immer noch mit Gedanken, Emotionen, körperlichen Empfindungen beschäftigt.

Stille ist ein Zustand, in dem Sie unberührt bleiben von äußeren und inneren Geräuschen und Bewegungen. Es gibt keine Urteile und Reaktionen.

Ein deutliches Zeichen dafür ist das Unberührtsein. Dies hat nichts mit Gefühlskälte zu tun, sondern es ist ein Zustand der Unerschütterlichkeit, des inneren Unbewegtseins, in dem dennoch alles wahrgenommen, alles aufgenommen wird.

Wenn diese Erfahrung gemacht wird, ist sie nicht Ihre Erfahrung. Es ist eine Erfahrung im Bewusstsein. Nein, nicht Ihrem Bewusstsein, nicht im Alltagsbewusstsein. *Dem Bewusstsein.*

Wenn dies durch Sie (Ihre Stille kann sich durch Ihre Anwesenheit übertragen), die Methode S.E.P. oder beides zusammen bei einem Menschen geschieht, nennt man das auch transpersonale Erfahrung. Dieses Ereignis hat für viele Menschen eine magische Anziehungskraft, auch wenn sie sich dessen nicht bewusst sind. Sie spüren eine Sehnsucht nach innerem Frieden, nach Ganzheit oder Einssein. Das war und ist Ihr Ursprung oder Ihre Quelle.

Was immer bedrohlich oder beängstigend ist, was fehlt oder zu viel ist, in der Stille findet sich nichts davon. Ein köstliches, stilles Nichts.

Manch einer, der ganz schlau sein will, sagt sich: »Dann muss ich ja nichts mehr tun, nur in die Stille gehen.« Doch Abkürzungen funktionieren in der Regel nicht, da sich psychische und mentale Probleme, sabotierende Überzeugungen oder Abwehrstrategien von Angst, Schuld und Scham dadurch nicht auflösen.

Denen muss man sich stellen, sie beleuchten, ihnen zuhören, sie fühlen, sie annehmen und die Lektionen Vertrauen und Hingabe lernen. Deswegen widmen sich die ersten Thementeile dieses Buches dem Aufräumen und Entsorgen, bis wir hier nun zum »essentiellen« Teil kommen.

Allerdings verwischen sich die Grenzen bei den Anwendungen sehr schnell und stark – aus einer Behandlung wegen eines großen Problems wird der Kontakt mit der *Essenz* und das Eintauchen in Stille.

Diese transpersonale Stille ist wie der Wind, den Sie nie sehen, doch die Blätter bewegen sich, die Äste wiegen sich, das Wasser kräuselt sich.

Oft äußern vor allem ängstliche Menschen die Befürchtung, aus dieser Stille heraus ihren Alltag nicht mehr meistern zu können: »Wann hört das wieder auf? Werde ich wieder normal? Kann ich dieses noch tun? Kann ich jenes noch lassen? Was wird aus mir?« In diesem Fall setze ich das S.E.P. fort mit Wahlsätzen wie: »Ich wähle, in Stille zu sein und meinen Alltag wie gewohnt zu leben.«

Manche Klienten haben die Stille nach einigen Tagen oder einigen Stunden wieder verlassen oder die Stille verließ sie. Wenn Klienten oder Sie die Methode regelmäßig wiederholen, ist die Wahrscheinlichkeit hoch, dass sich der Zustand etabliert.

Einige Klienten oder Kursteilnehmer behielten die Stille wie eine Grundströmung bei und konnten sich den Aufgaben des Lebens entspannter und gelöster widmen. Und sie konnten zu jeder Zeit vom personalen in den transpersonalen Zustand wechseln.

FRAU M. OHNE EIN ICH

Frau M. hatte einige Schicksalsschläge, wie sie es nannte, hinter sich oder war noch mitten drin. Alles Vermögen hatte sie gutgläubig verspekuliert. Als es finanziell eng wurde, verkaufte sie die Lebensversicherungen. Dann beging sie auch noch Fahrerflucht nach einem Unfall – es war nur ein Blechschaden an einem anderen Auto –, eine Reaktion aufgrund von Stress und Panik. Sie wurde zu einer Geldstrafe verurteilt und der Führerschein war eine Weile weg. Ihre Familie hatte sich von ihr distanziert. Ihre Scheidung zog sich dahin. Ihr kleines Unternehmen war hoch verschuldet. Sie war verloren und versuchte zu überleben. Eine heftige Krise – wirtschaftlich und emotional. Sie war verzweifelt und sah keine Lösung. Ich beschloss in der Behandlung, vom Coaching zu S.E.P. zu wechseln.

■ Nach der *Einstimmung* wurde sie entspannter.

Nach dem *Klopfen des Fontanellenpunkts* und *Halten der linken Kopfseite* fragte ich sie nach einem anderen Begriff für Überleben.

Eine Weile Schweigen.
»Immerhin lebe ich noch.«

Weiter haltend und sanftes Tippen auf der Fontanelle.

»Kannst du das noch einfacher oder kürzer benennen?«
»Ich lebe.«
(Heftiger, lauter) »Ich lebe!«
»Was nimmst du noch wahr?«

Ab jetzt Stirnpunkt klopfen, ZONE 3 stützend halten.

»Es wird heller, leichter.«
»Wo?«

»In meinem Kopf, auch der Körper ist nicht mehr so schwer.«

»Wenn es sich ausdehnen würde, wo ist die Grenze von leicht, hell, lebendig?«

Eine Weile Schweigen.

»Alles ist so und überall. Es ist so klar und da ist nichts Konkretes.«

Eine Weile Schweigen.

»Wenn neue Schwierigkeiten auftreten, was dann?«
»Dann bleibt das. Das löst sich, das geht vorbei.«
»Und die Klarheit?«
»Ich bin die Klarheit. Der kann es nichts anhaben.«
»Bist du die Klarheit?«
»Nein, da ist Klarheit ohne ein Mich.«

Wie ging es ihr später? Sie berichtete, sie könne sich ihrer Aufgaben stellen und ihr falle vieles leichter.

Ein menschliches Paradigma

Mit einem Paradigma sind zusammenhängende Vorstellungen und Werte gemeint, die von einer Gruppe von Menschen geteilt werden. Es ist wie ein unsichtbares Muster, das wir aufnehmen, einatmen, verinnerlichen – es ist zur Selbstverständlichkeit geworden. Wir alle haben den Vertrag unterschrieben, indem wir in die Gruppe geboren wurden und mit sechs bis sieben Jahren singen und sprechen und die Welt auf die gleiche Weise wahrnehmen wie alle anderen.

Das Paradigma ist wie eine Welle, die uns alle trägt und treibt, die alle unsere Entscheidungen bestimmt, alle Möglichkeiten, alle Handlungen. Erst wenn wir diese untersuchen, werden sie uns bewusst. Ansonsten ist es wie ein Virus, das uns schwächt, doch nicht richtig krank werden lässt.

Das Paradigma, das Menschen am meisten beschäftigt:

– Es gibt eine bestimmte Art, wie die Dinge sein sollten.
– Sind sie so, ist alles in Ordnung.
– Sind sie anders, stimmt irgendetwas nicht mit mir, den anderen oder der Situation.

■ Wenn Sie S.E.P. für dieses Thema anwenden, können Sie die Methode effizienter gestalten, indem Sie den Wahrheitsgehalt abfragen und damit den Zugriff des Paradigmas lockern und schließlich den Klienten davon befreien. Beginnen Sie mit dem Thema des Klienten, wie es sein sollte oder nicht sein sollte, etwa: »Die Gesellschaft müsste … sein, mein Partner müsste … sein, sollte nicht … sein.«

Fahren Sie mit diesen Fragen fort:

– Kannst du das beweisen?
– Woher weißt du, dass es so sein soll?
– Wenn du es nicht wüsstest, würde es dich dann auch noch aufregen oder belasten?
– Wenn das als Folge von vielen Ereignissen vorher so geschehen soll, wo warst du vorher?

– Was war am Anfang der Geschichte dein Beitrag?
– Wird es immer so sein?

Gehen Sie zur nächsten Aussage, falls es zutrifft: »Es stimmt etwas nicht mit mir.«

– Woher weißt du das?
– Kannst du es beweisen?
– Wenn du (niemand) keine Wahl hättest, was wäre mit dir (den anderen)?
– Du bist sicher, dass es um dich geht?
– Bist du sicher, dass es nur um das geht?
– Könnte es um mehr gehen, was du (wir) noch nicht sehen können?
– Welche Ideen hattest du über die Welt, das Leben und dich, als du geboren wurdest?

Gehen Sie zur nächsten Aussage, falls sie zutrifft: »Etwas stimmt nicht mit den anderen«, und ändern Sie die vorherigen Fragen entsprechend ab.

Sie können die Sätze variieren – je nach der Situation, die behandelt wird.

Spätestens bei der letzten Frage: »Welche Ideen hattest du über die Welt...«, versagt der rationale Verstand. Lachen ist meistens die Antwort.

SPIRITUELLES WACHSTUM UND KRISEN

Manche Menschen werden gedrängt, sich weiterzuentwickeln, und die Prozesse laufen ohne Belastungen ab. Manche erleben keine dramatischen Prozesse und verändern sich ab dem Erwachsenenalter kaum. Andere suchen nach einem Sinn und einer Bedeutung für dieses Leben. Sie werden als natürlicher Reifungsprozess auf eine innere Reise geschickt, wobei der Entschluss nicht von ihnen kommt. Er überkommt sie.

Wenn die innere Reise oder der spirituelle Wachstumsschub von erfahrenen Führern bzw. Lehrern begleitet wird, sind die Veränderungen oder Transformationen wie das Surfen im Bewusstsein. Manchmal anstrengend, verwirrend, doch nicht bedrohlich.

Manchmal machen Menschen unvorbereitet extreme oder ungewöhnliche Erfahrungen, die das Bekannte und Gewohnte völlig übertreffen, und so erging es mir:

▶ »Ich wusste nichts von dem Zustand der Leere und stand in einer Stadt am Straßenrand ohne ein Ich oder einen Gedanken. Wie lange, weiß ich nicht, denn es gab mich ja nicht. Es gab keinen Raum und keine Zeit. Es war nur still. Das bedeutet, es gab keine Beschreibung des Gesehenen. Es war alles da und doch nicht, niemand, der es erlebte.

An dieser belebten Straßenkreuzung – Stille. Es gab kein Urteil, kein Wollen – Stille.

Irgendwann begann der psychologische Verstand

zu arbeiten. Die Amygdala schaltete auf Rot – Gefahr. Angst kam, Adrenalin wurde ausgeschüttet, überflutete das System – Herzrasen, Schwitzen. Verzweifelte Suche nach einer Erklärung.

Nach einigen Minuten beruhigte es sich. Erinnerung daran, warum und wo ich bin. Ich bin hier. Ich wollte dorthin. Ich war verabredet. Alles entspannte sich langsam. Als ich viele Jahre später das Gleiche noch einmal erlebte, war ich darauf vorbereitet, und es erschütterte mich nicht mehr. Es löste Lachen aus.«

Der Verlust des Ego oder der Ich-Identität kann eine der beängstigendsten Erfahrungen sein und ist ein kritischer Punkt in der spirituellen Entwicklung. Schließlich ist nicht bekannt, was und ob überhaupt etwas an dessen Stelle tritt. Man ist unterwegs in einem Land ohne Straßenschilder, ohne Hinweis, ohne Horizont, ohne ein bekanntes Merkmal.

Wenn dies einem Menschen mit geringer Ich-Stärke unvorbereitet und ohne Begleitung passiert, kann es ihn völlig und dauerhaft verwirren, aus seiner Mitte bringen.

Nicht jede Psyche kann diese tieferen Erfahrungen verarbeiten. Das heißt dann spirituelle Krise. Typische Symptome sind Schmerzen, Zittern, Störung des Vegetativums, Halluzinationen, Konzentrationsverlust, Ängste, soziale Phobie, Beziehungsstörung, Depression oder Symptome ähnlich einer posttraumatischen Belastungsstörung.

Das Beben in der Psyche kann Tage bis Monate anhalten. Schmerzhafte Zustände wie eine stockende Kundalini-Energie können jahrelang fortbestehen.

Mit Begleitung und Vorbereitung lässt sich dieser von allen spirituellen Schulen und Richtungen angestrebte Zustand ohne erschütternde Symptome erleben. Bei den späteren S.E.P.-Sequenzen geht es um die Dis-Identifizierung vom Ich und allen damit verbundenen Vorstellungen.

Dieser Verlust des Ego oder der Ich-Identität ist der schwierigste Moment und doch haben ihn viele erlebt – geleitet oder nicht. Daraus geht ein Mensch mit einem neuen Selbstgefühl hervor. Die Charakterzüge bleiben. Die Funktionsfähigkeit bleibt. Alle Erfahrungen sind abrufbar. Die Arbeitsfähigkeit bleibt. Oder sie kehren nach einem Übergangsstadium zurück.

Nach dem Abklingen, nach der Neustrukturierung und gelungener Integration sind diese Menschen anders als zuvor. Sie sind in sich ruhend, entspannt, humorvoll, leicht und in sich gestärkt.

Wenn Sie S.E.P. sensibel und gekonnt anwenden, können solche Krisen nicht auftreten oder Sie können sie in einen harmonischen Zustand verwandeln und einen freien Fluss der Energien ermöglichen. Wenn körperliche Symptome oder Traumata vorwiegen, eignet sich die Kombination der Methoden EFT und S.E.P.

Da mich das Nicht-Ich oder die Abwesenheit des Ich bei den Klienten nicht verwirrt oder ängstigt, sondern ich und Sie das gezielt initiieren, kann S.E.P. nicht nur ein eindrückliches Erleben der Leere oder Stille, sondern auch eine maximale Distanz und gar eine Abwesenheit von Problemen, Konflikten, Symptomen hervorrufen.

Durch die Abwesenheit lernt das Gehirn, dass es nicht so sein muss (!), sondern kann (!). Diese beiden kleinen Wörter, die in den Lösungssätzen gebraucht werden, können eine erhebliche Veränderung der Sichtweise eines Themas mit sich bringen. Wenn die Erfahrung wiederholt wird und nicht wochenlange Pausen dazwischen liegen, kann der transformatorische Prozess ohne belastende Symptome durch Ihre Begleitung ablaufen.

Mit S.E.P. können Sie die Stufen der Dis-Identifizierung in kleinen oder in einem großen Schritt bzw. einer Sequenz angehen. Sie sollten den Prozess beherrschen und eigene Erfahrung mit dem Thema haben. Beispiele dazu werden Sie anschließend finden.

Wenn die Methode »greift« und sie für ein Thema und die Löslösung vom Ich und seiner Geschichte eingesetzt wird, kann es zu interessanten Ergebnissen führen – was als mystische Erfahrung bezeichnet werden kann. Erinnerungen können vollkommen klar und präzise sein.

Beispiel:

> Eine Frau in den Fünfzigern riecht nicht mehr, hört schlecht, ihr Denken ist verlangsamt – seit ihrer Kindheit.

Nach der *Einstimmung* und *Halten von ZONE 1* mit leichtem *Halten des Fontanellenpunkts* ist die Frau eindeutig sehr still. Sie nimmt Licht wahr. Wir lassen das Licht sich ausweiten, heller werden, ohne dass es blendet.

Dieses wahrgenommene Licht kann das in allen Zellen enthaltene Licht sein. Es sind die Biophotonen, die nach Ansicht der Alternativmedizin erheblich für den Informationsaustausch der Zellen untereinander und mit der Umwelt verantwortlich sind. Eine Steigerung der Aktivität der Biophotonen kann zu einer Vitalisierung führen. Sie spielen eine Rolle insbesondere für die Kommunikations- und Regulationsvorgänge in Zellen und Zellverbänden – wie für Wachstum und Differenzierung.

Dann richten wir die Aufmerksamkeit auf die Symptome – die Sache mit dem Riechen, dem Hören, dem Denken.

Da erinnert sie sich. Sie ist ein kleines Kind. Sie ist in einem Krankenhaus. Da sind schwarze Fliesen. Die Fliesen sind kalt. Vater und Mutter sind anwesend. Der Vater sagt, dass sie die Spielsachen mitnehmen können, denn das Kind würde sie ja sowieso nicht mehr nehmen können. Es folgen Tränen.

Was war damals geschehen? Sie war krank und man hatte sie ins Krankenhaus gebracht. Sie sollte operiert werden.

Die nächste Erinnerung ist klar und deutlich. Sie liegt auf einer Liege, jemand will ihr ein Tuch mit Äther auf ihr Gesicht legen. Sie wehrt sich, schreit. Dann wird sie von mehreren Händen festgehalten. Sie kann ihre Arme nicht mehr bewegen. Das Tuch wird ihr auf das Gesicht gedrückt. Sie hat Angst zu ersticken.

Im weiteren Verlauf der Anwendung beruhigt sie sich wieder. Sie erlaubt sich, wieder zu riechen, alles zu hören und klar zu denken – dabei wird der *Stirnpunkt geklopft* und *ZONE 3* gehalten.

Sie berichtet später, dass sich das Riechen und Hören sehr verbessert haben und sie täglich die Methode anwendet.

Sie nimmt an weiteren Kursen teil – die ein funktionierendes Denk- und Erinnerungsvermögen voraussetzen – und lernt leicht und erkennt mehr und mehr. Sie ist wach und klar.

Was dieser Frau ermöglicht hat, die Geschichte zu erleben und wieder zu erinnern, ist, dass sie die Position einer bewussten, nicht involvierten Zeugin der Geschehnisse eingenommen hat. Das heißt, sie muss sich nicht dagegen wehren, sie blockieren und darüber urteilen oder über die anderen Personen richten. Sie kann etwas fühlen und auch damit ist kein Urteil, keine Scham, keine Schuld verbunden.

Eine Therapie ist nicht die zeitgemäße Lösung, auch kein Wegmeditieren der Zustände, sondern ein *Bewusstheitsprozess*.

KRISENINTERVENTION

Wenn Klienten mit Krisen (gleich welchen Inhalts oder Ausmaßes) kommen, führe ich S.E.P. mit dem üblichen Ablauf der Einstimmung durch und steuere dann auf die Untersuchung zu. Die Untersuchung umfasst sechs Schritte. Dabei »halte« ich den Klienten meistens am *Fontanellenpunkt* und der *ZONE 3*.

1. Klarheit:

– Genaues Hinschauen und Analysieren, was die Krise bedeutet. Was sind die Ursachen?
– Was funktioniert nicht mehr und warum?
– Was könnte geschehen, wenn die Krise anhält?
– Was könnten ihre Folgen sein?

2. Selbstverantwortung und Ehrlichkeit:

– Einsicht, Eingestehen, Annehmen der Tatsache, dass ich daran beteiligt bin!
– Annehmen der Tatsache, dass das in einem größeren Ganzen ein Schritt ist.
– Erkennen, dass Widerstand viel Kraft kostet.
– Erkennen, dass Hingabe, Mitfließen die Situation erleichtert.

3. Eigeninitiative:

– Nach Lösungen, Verhaltensänderungen oder anderen sozialen Kontakten, unterstützenden Personen suchen.

4. Loslassen:

– Was kann an materiellen, ideellen, emotionalen, körperlichen Werten und Dingen fallen gelassen, erübrigt werden?
– Was wird nicht mehr gebraucht?
– Was ist Ballast, was notwendiges Reisegepäck?

5. Fantasie:

– Bilder, Beschreibungen, Gefühle entstehen lassen über einen zukünftigen Zustand.

6. Wille:

– Entschluss zum Umsetzen der Fantasien und Ziele.

Ursehnsucht, Identität und Leiden

Stille Meditation, Aufenthalt in der Natur, aktive Meditation, Übungen (Sufitanz, Whirling, Gebet, Zen-Methoden wie Vipassana oder Zazen, Singen, Tanzen, erschöpfende Arbeit) oder spontane Erlebnisse können das überdrehte Zentrum im Kopf zur Ruhe bringen – aber nur für eine gewisse Zeit.

Die beiden bekannten Neurologen Andrew Newberg und Eugene D'Aquili wiesen nach, dass die Parietallappen (hinten links und rechts) unweigerlich ihre übersteigerte Tätigkeit wieder aufnehmen und neuen Stress erzeugen.

Für die Forscher ist das der Grund dafür, warum Menschen sich auf ihren Wegen zur inneren Entwicklung so abmühen, auch tiefe Erfahrungen machen, aber so oft dann eben doch in die alten Angstmuster zurückfallen. Der Filter des wertenden Verstandes schiebt sich wieder zwischen den Menschen und die Realität der Einheitserfahrung, und die absolute Hingabe an den natürlichen Lauf des Lebens ist wieder blockiert.

Mit S.E.P. können Sie die Einheitserfahrung wiederholen – bis sich der wertende Verstand nicht mehr einmischt und die Erfahrung nicht mehr als bedrohlich interpretiert wird.

Unterscheiden wir: Der funktionale, praktische Verstand und der wertende, psychologische Verstand sind zwei Funktionen der gleichen Hirnmasse. Ruht der wertende Verstand, kann der praktische Verstand effizienter und unbeeinflusster arbeiten. Meistens mit besseren Resultaten.

Dass Stille bedrohlich sein kann, habe auch ich anfänglich erfahren. Und bei vielen Klienten und Kursteilnehmern kann das Abgleiten in die Stille Widerstand erzeugen. Die Stille kann als gefährlich interpretiert werden, denn sie ist größer als ich. Sie hat keine Grenzen, keine Landkarte, keine Hinweisschilder, keine Straßenmarkierungen. Wenn die Wahrnehmung keine Grenzen und keine Inhalte findet, kann man sich verloren fühlen und Angst bekommen.

Da hilft der Kontakt mit einer realen Person, die Berührung des Kopfes, das Spüren des Körpers, des Stuhles, das Ausdrücken der Wahrnehmungen.

Zur Einstimmung auf den *anstrengungslosen* Prozess des Erkennens oder der Hingabe an die Stille sollte sich der spirituelle Sucher auch in Selbstreflexion üben. »Wenn du die Natur des Verstandes klar siehst und das Ausmaß deiner Konditionierungen und wenn du der daraus folgenden Leiden müde bist, dann kann die Erlösung beginnen hereinzufließen«, so der in Indien aufgewachsene US-Psychotherapeut Kiara Windrider.

Auf dem Weg durch die »dunkle Nacht der Seele« zum *nicht wertenden Bewusstsein* braucht es als Erstes, die Illusion eines Selbst anzuerkennen und sich dessen zu entledigen. Verschwindet das Ich, die Identität, das Selbst, löst sich das Leiden auf.

Alle Mystiker oder spirituellen Lehrer der Neuzeit sprechen von der Ursehnsucht nach der Verbundenheit mit einer tragenden Existenz oder Quelle – dem Ziel aller ursprünglichen Religionen, nicht der daraus entstandenen organisierten Religionen – seit Menschengedenken.
   Die Trennung von der Einheit oder Verbundenheit basiert auf der Entwicklung und Stabilisierung jeglicher Ich-Identität, eines getrennten Selbst, das sich in ständigem Werten oder Urteilen und Kämpfen »erschöpft«.

Wenn wir heute von Erschöpfungsdepression und Erschöpfungssyndrom reden, sind die Ursachen dafür nicht nur in Leistungsüberbewertung, überhöhten Anforderungen an sich selbst, medialer Überlastung und Veränderungs- und Verlustängsten – um nur einige zu nennen – zu suchen. An erster Stelle steht der Verlust der Verbundenheit, der den Menschen sich hilflos, einsam, isoliert erleben lässt. Der Versuch, dies mithilfe verschiedenster Strategien zu kompensieren oder dem zu entkommen, war noch nie erfolgreich. Das Loch wird damit nicht gefüllt, sondern nur behelfsmäßig geflickt.

Diese Ich-Struktur, die gesellschaftlich anerkannt und belohnt wird, ist auf funktionaler oder kommunikativer Ebene nötig, bedeutet aber nicht die Realität. Ein Löffel ist zum Löffeln da, begreift sich aber nicht selbst als Löffel, oder?

Die folgende Sequenz kann Ihnen ein Gerüst geben, um mit dem Thema zu arbeiten.

IDENTIFIZIEREN UND/ODER AUFMERKSAMKEIT LENKEN

■ Die Sequenz kann mit und ohne Thema durchgeführt werden, etwa mit der Frage: »Was ist dein größtes Problem im Moment?«

Und der Frage nach dem Stresswert:
»Wie groß ist das Problem zwischen
  0 = berührt mich nicht und
  10 = belastet mich sehr/ist unerträglich?«

Vereinbaren Sie ein Zeichen, wenn der Klient die Antwort oder Lösung gefunden hat. Der Klient spricht nicht. Dauerhaftes Klopfen auf Stirnpunkt mit Halten der ZONE 1. Angemessene Pausen zwischen den Fragen.

Einstimmung.

»Lenke deine Aufmerksamkeit darauf/
identifiziere dich damit, wo du jetzt bist.«
»Lenke deine Aufmerksamkeit auf das/
identifiziere dich mit allem, was ist…«
»Was ist noch übrig?«
»Ist noch etwas übrig?«
»Lenke deine Aufmerksamkeit auf das/
identifiziere dich damit, was noch ist…«
»Was ist noch übrig?«
»Ist noch etwas übrig?«
»Lenke deine Aufmerksamkeit auf das/
identifiziere dich damit, was noch übrig
oder da ist…«
»Was ist noch übrig?«
»Ist noch etwas übrig?«

*Die Fragen werden so lange gestellt, bis der
Klient kein Zeichen gibt, d. h. bis nichts mehr
gefunden wurde.*

Jetzt antwortet der Klient auf diese Fragen:
»Wo ist das Problem jetzt?«
»Wenn ja, wie sehr belastet es dich?«
»Wie groß ist das Problem jetzt (Stresswert)?«
»Was belastet dich überhaupt im Moment?«

Die folgenden Schritte sind optional:
*Zeichen vereinbaren für Lösung. Halten der
ZONE 1 und 2, Klopfen des Fontanellenpunkts –
sehr sanft. Pausen zwischen den Fragen.*

»Was nimmst du jetzt wahr?«

»Kann es noch mehr oder weniger (wenn
etwas aufgelöst werden darf ...) werden?«

»Wie weit kann das gehen?«

»Wer nimmt das wahr?«

»Wenn niemand dagegen wäre, wie weit
kann es sich jetzt noch mehr ...?«

»Wo ist das Problem/Thema von vorher?«

»Darf es ganz weggehen?«

»Was ist jetzt stattdessen da?«

(Meistens wohlige Stille, Licht, Weite.)

Dieses Steuern der Aufmerksamkeit ist beispielsweise
bei Angststörungen und Depressionen eine wirksame
Intervention.

Bei der Entstehung und Erhaltung von Angst- und depressiven Störungen wird dem Maß, in dem einer Sache
Aufmerksamkeit geschenkt wird, eine wichtige Rolle zu-
geschrieben.

Dabei wird unterstellt, dass belastenden Auslösern
bzw. Wahrnehmungen von den betroffenen Personen
besondere Aufmerksamkeit zugewandt wird. Aufgrund
dieser Zuwendung von Aufmerksamkeit werden die
Stimuli chronisch verfügbar und erhöhen dadurch die
Sensibilität für die Belastung. In der Folge werden die
störenden Auslöser noch aufmerksamer beobachtet und
verarbeitet, und es kommt ein sich wiederholender Zy-
klus in Gang. So werden beispielsweise Depressive besonders sensibel und aufmerksam für Ereignisse, die mit
Verlust und Versagen interpretiert werden, und Ängstli-

che wenden sich mehr solchen Wahrnehmungen zu, die Bedrohung oder Gefahr bedeuten.

In beiden Fällen trägt die selektive Aufmerksamkeitsausrichtung auf die störende Umwelt – oft auch als Beweis für die Richtigkeit und Wichtigkeit der Störung – dazu bei, die Störung aufrechtzuerhalten. Nicht selten hat sie einen Sekundärgewinn – man wird bemitleidet, bekümmert, umsorgt. Die Ausrichtung der Aufmerksamkeit ist möglicherweise sogar für die Entstehung der Störung verantwortlich.

Insofern ist eine S.E.P.-Anwendung – bei der der Klient aus der Störung in einen stillen, entspannten Raum geleitet wird – wie eine Auszeit von der Belastung, da die Aufmerksamkeit mit einfachen Handgriffen gesteuert wird – auf das Hiersein, das Dasein, von der Ruhe in die Stille.

Aus der Stille oder der Abwesenheit der Störung – wie bei der Angst vor der Angst – kann in einem weiteren Schritt die Aufmerksamkeit auf förderliche, stimulierende Stimuli gerichtet werden.

Sind diese in der ersten Anwendung erzielten Fortschritte – hier frei von Angst vor der Angst zu sein oder sogar keine Angst zu erleben – gut verankert mit einer belohnenden Erfahrung oder Erwartung, können eine oder mehrere Anwendungen dies nachhaltig bewirken. Merken wir uns: Das Gehirn ist eine Belohnungsmaschine. Es sucht (fast) immer nach einer Belohnung.

IDENTIFIKATIONEN/BEGRENZUNGEN ERLEBEN UND AUFLÖSEN AM BEISPIEL »GLÜCKLICHSEIN«

■ Sie stellen dem Klienten Fragen, dieser antwortet. Bei der ersten Frage können sich Klienten manchmal nicht artikulieren. Fragen Sie nach dem körperlichen Zustand (»Es ist, also ob es mich zerreißt, da spüre ich Druck in der Brust, es schnürt mir den Hals zu«), lassen Sie sich ein Bild beschreiben (»Wie wenn etwas in zwei Richtungen gezogen wird«), oder ein Geräusch (»Als würde ein Zug bremsen, ein kreischendes Geräusch«).

Einstimmung.

»Beschreibe mir, sage mir, wie es ist, glücklich sein zu wollen, aber nicht glücklich sein zu können.«

Fontanelle klopfen.

»Was nimmst du wahr?«
»Brauchst du das?«
»Willst du es erhalten?«

ZONE 3 und 1 halten.

»Erlaube dir, dich davon zu lösen. Gib mir ein Zeichen, wenn du dich von dem Wunsch gelöst hast. Gib mir ein Zeichen, wenn es dich nicht mehr interessiert, dass der Wunsch nicht erfüllt wird.«

Fontanelle klopfen.

»Spreche mir nach:
Das ist eine Idee. Das bin nicht ich.«

Fontanelle klopfen.

»Was nimmst du jetzt wahr?«

Vielleicht noch:

»Was würdest du stattdessen lieber erfahren?«

Eine Auswahl von weiterenThemen für diese
Wollen-Sequenz:

– etwas ändern
– verantwortlich sein
– mit Dingen fertig werden
– etwas verwirklichen
– das große Geld machen
– einfach sein
– Schmerz akzeptieren
– etwas finden
– etwas tun wollen
– etwas anfangen
– mit etwas aufhören
– etwas aufgeben
– etwas loswerden

WAS GESCHIEHT HIER? – EINE DRAMALÖSUNG

»Das bin ich« (meine Leiden, meine Eigenschaften, meine Geschichte, meine Wünsche etc.) ist *ichsyntonisch.*

»Das wird wahrgenommen« bedeutet mir, dass das *ichfremd* ist. Eine Sache wird wahrgenommen. Sie wird beobachtet. Die Möglichkeit des Widerstands, des Anhaftens, des Festhaltens ist nicht gegeben.

Nehmen wir als Beispiel Begehren. Begehren wird sich nicht auflösen oder als Leiden erzeugende Dynamik entschleiern, bis das Begehren als *ichfremd* empfunden wird. Erst dann erhält das Verhalten, Denken, Fühlen ungeteilte Aufmerksamkeit und kann verändert werden.

S.E.P., gut angewandt, kann schnell und elegant dahin führen, Begehren als *ichfremd* zu erfahren.

GEWAHRSEIN UND IDENTITÄT

S.E.P. eignet sich nicht nur dazu, die Aufmerksamkeit zu steuern, bei der Sache zu halten, sondern auch fließen zu lassen, was man auch *Gewahrsein* nennt.

Je festgefügter unser Selbstbild wird, desto kleiner wird das Fenster, durch das wir mit dem Gewahrsein verbunden sind. Leben lebt durch den freien Fluss der Aufmerksamkeit. Versiegt der Kontakt mit der fließenden Aufmerksamkeit, dem Gewahrsein, muss man sich nach außen wenden, um Aufmerksamkeit zu erhalten, zu borgen, zu erbetteln, einzufordern.

Eine Maske, ein Image, eine Person entsteht, die es den anderen und der Welt recht machen wird, sie umwirbt. Ein großer Name, eine bedeutende Leistung, Macht, Ruhm, Geld werden angestrebt – künstliche Aufmerksamkeitsobjekte. Das Ego zieht immer mehr Aufmerksamkeit an und verhärtet sich immer mehr.

Wenn Aufmerksamkeit nicht willentlich erfolgt oder gesteuert wird, kommt es oft vor, dass sie wahllos auf Impulse aus der Umgebung reagiert. Damit verhält sie sich (im unangenehmen wie auch im angenehmen Fall) gemäß alter Reaktionsmuster aus der Vergangenheit. Ein frisches, neues Erleben kann nicht stattfinden. Alte Muster werden immer wieder aktiviert.

Wille – und es ist nicht unser Wille – kann die Aufmerksamkeit steuern, ausrichten, lenken, verschieben, abziehen, wenn es für bestimmte Handlungen, Arbeiten, Verhalten nötig ist – wie beispielsweise beim Autofahren, Kartoffelschälen oder Einparken. Das Steuern und Lenken der Aufmerksamkeit kann also wichtig und gut für Sie sein. Ansonsten ist es nicht nötig, die Aufmerksamkeit auf etwas zu halten. Wir kehren wieder in das *Gewahrsein* zurück, das Beobachten, das Wahrnehmen – es fließt. Da sind keine Namen, Bezeichnungen, Urteile, Werte, Forderungen, Ablehnungen.

Jegliche Identitäten – Ihr Name, Ihr Selbstbild, Ihre Staatszugehörigkeit, Ihr Geschlecht, Ihre Fähigkeiten, Ihre Geschichte – wirken als Hindernis oder Widerstand im *Fluss der Aufmerksamkeit.* Wenn der Widerstand gegen Objekte der Aufmerksamkeit entsteht und nicht durch Gewahrsein aufgehoben wird, erfährt man den Zustand von Erschöpfung und Überflutung.

Fixe Identitäten erzeugen Leiden, denn sie binden an Vorstellungen, wie es, wie man sein sollte. Was getan werden soll, was nicht getan werden soll. Was erlebt werden darf und was nicht erlebt werden darf. Fixe Identitäten können Themen einer S.E.P.-Anwendung sein – sie können im Hinblick auf Inhalte, Gebote und Verbote untersucht werden. Dazu gehören Geschlecht, Name, Familienzugehörigkeit, Rolle, Haltungen, Image, Geschichte, Bedürfnisse, Werte.

Flexible Identitäten hingegen ermöglichen – als erster Schritt – Veränderung und Wandel. In einer S.E.P.-Anwendung können Sie nach der Untersuchung versuchen, die Inhalte zu verändern und durch eher zeitgemäße, situationserleichternde Inhalte zu ersetzen.
Letztlich besteht das Ziel darin – falls die Bereitschaft erkennbar ist –, keine feste, begrenzende Identität zu haben, das ist Freiheit.

■ Führen wir dazu eine *Identifikationssequenz* durch: Sie kann mit und ohne Thema erfolgen, etwa mit der Frage »Was ist dein größtes Problem im Moment?« und dann der Frage nach dem Stresswert.

Einstimmung.

*Vereinbaren Sie wieder ein Zeichen, wenn der
Klient die Antwort gefunden hat. Legen Sie
beide Hände auf ZONE 1 und sprechen Sie den
Klienten an:*

»Löse dich von allem, dann bist du nur bei dir.
Werde Gastgeber der Identifikationen, der
Bindungen.«
»Lege alle deine Beziehungen ab und beobachte,
was du dann noch bist.«

*Ab jetzt klopfen Sie dauerhaft auf dem Fontanellen-
punkt und halten ZONE 1. Achten Sie auf angemessene Pausen zwischen den Fragen, doch warten Sie
nicht zu lange. Der Klient soll nicht grübeln können.*

»Ist da eine Vorstellung,
– du hast eine Mutter? Wenn ja, löse dich davon.
– du bist die Tochter/der Sohn einer Mutter?
   Wenn ja, löse dich davon.
– da ist ein Vater? Wenn ja, löse dich davon.
– du hast ein Kind oder Kinder? Wenn ja, löse
   dich davon.
– du bist eine Ehefrau/ein Ehemann? Wenn ja,
   löse dich davon.
– da gibt es Verwandte? Wenn ja, löse dich
   davon.
– es gibt eine Vergangenheit? Wenn ja, löse
   dich davon.
– du hast Freunde? Wenn ja, löse dich davon.

– du bist Deutsche/Deutscher (Nationalität
beachten)? Wenn ja, löse dich davon.

– du bist ein Mann/eine Frau? Wenn ja, löse
dich davon.

– du bist weiß? Wenn ja, löse dich davon.

– du bist jung/alt? Wenn ja, löse dich davon.

– du hast ein Bankkonto? Wenn ja, löse dich
davon.

– du hast Pflichten? Wenn ja, löse dich davon.

– du hast eine Zukunft? Wenn ja, löse dich
davon.

– du bist in einem Raum? Wenn ja, löse dich
davon.

– von Wünschen? Wenn ja, löse dich davon.

– ich bin bei dir? Wenn ja, löse dich davon.

– du bist ein Körper? Wenn ja, löse dich davon.

– du bist hier? Wenn ja, löse dich davon.«

»Ist da ein Problem? Wenn ja, löse dich davon.«

»Was nimmst du jetzt wahr – ein Gefühl,
eine Idee, einen Gedanken?«

*Wenn jetzt keine Antwort oder kein Zeichen kommt,
können Sie davon ausgehen, dass der Klient nichts mehr
findet. Vielleicht ist er schon nach der Hälfte der Fragen
in die Leere gegangen. Machen Sie nichts mehr. Lassen
Sie ihn allein.*

Wenn noch etwas gefunden wird:
Das oder dieses anschließend gleich löschen –
klopfend auf Fontanelle und ZONE 1 halten:

»Lass es los.«

»Sprich mir nach:
Das ist eine Idee.
Das ist ein Gedanke.
Ich bin nicht meine Gedanken.
Ich bin ich.«

Das wird so lange fortgesetzt, bis der Klient das Zeichen gibt, dass nichts mehr gefunden wurde.

ANPASSUNG – DA FREE JOHNS GESCHICHTE

Ich erinnere mich, als Kind herumzukrabbeln mit einem außerordentlichen Gefühl der Freude, Licht und Freiheit in der Mitte des Kopfes, der gebadet wurde mit Energien, die nach unten und überall herum im Körper und dem Herzen flossen.

Ich war eine sich ausweitende Sphäre von Freude, die vom Herzen ausging. Und ich war ein Strahlen, eine Quelle von Glückseligkeit, Energie und Licht. Ich war die Kraft der Wirklichkeit. Ich war das Herz, das den Geist und alle Dinge erhellte. Ich war alles und jeder. Mit der Ausnahme, dass mir klar wurde, dass die anderen Menschen sich dessen nicht bewusst sind.

Als ich geboren wurde, gab es keine Schwierigkeiten, gab es kein Missverständnis, gab es keinen Mangel an Erkennen. Aber in meinem Verhältnis zu Freunden und Familie wurde mir bald klar, welche Art von Leben auf dieser Welt erlaubt ist. Es war offensichtlich, dass meine Eltern und ihre Freunde nicht gewillt waren, so zu leben, als ob sie in Gott wären, und glücklich zu sein. Das war nicht erlaubt. Offensichtlich konnte auch ich nicht so leben. Ich musste ihr Sohn werden und die üblichen Dinge tun, die ein Kind macht, und währenddessen weiterhin auf das Wissen um Gott hinweisen.

Dieses begrenzte, selbstbewusste Leben begann an einem Tag in meinem zweiten oder dritten Lebensjahr als eine bewusste Erschaffung oder Bedingung, während ich auf dem Linoleumboden des Hauses meiner Eltern herumkroch. Ein kleiner Hund, den meine Eltern für mich besorgt hatten, rannte auf mich zu. Ich sah meine Eltern, sah den Hund und mein Akzeptieren eines beschränkten Lebens begann in diesem Moment. Die Jahre zuvor waren völlig frei von irgendeiner Begrenzung gewesen.

Da Free John wurde 1939 in Long Island, New York, mit vollem Bewusstsein geboren. Mit zwei oder drei Jahren beschloss er, wie ein »normaler« Mensch zu leben.

Als er mit 31 Jahren in einem Vedanta-Tempel in Los Angeles saß, kehrte er wieder zu seinem Zustand aus den ersten Kindheitsjahren – zum Ursprung – zurück.

ESSENZ ODER QUELLE

Die menschliche Essenz besteht aus verschmelzender Liebe, Stärke, Willen und Freude, die gebrochen, geschwächt, unterdrückt werden und verloren gehen können. Sie bauen sich tendenziell ab – in diesen Jahren nach der Geburt:

- *0 bis 18 Monate*: verschmelzende Liebe ist vorhanden bis erloschen.

  Bis zu dieser Zeit hat ein infantiler präpersonaler Zustand geherrscht, der nicht mit dem transpersonalen Erkennen verwechselt werden darf. Das kindliche Bewusstsein ist noch nicht ausgeprägt und kann keine Unterscheidung vornehmen.

- *0 bis 2 Jahre:* ist Stärke vorhanden bis geschwächt.

- *0 bis 3 Jahre:* ist Wille vorhanden bis gebrochen.

- *0 bis 3,5 Jahre*: ist Freude vorhanden bis unterdrückt.

  Die Schwächungen oder Brechungen sind Folge der Anpassungsprozesse an das Umfeld und Konditionierungen durch das Umfeld.

- *Ab 4 Jahren* ist der Kontakt mit der Essenz ganz oder teilweise verloren, ist hinter einem Vorhang.

Die Essenz geht verloren, wenn die Persönlichkeit – das Substrat/der Ersatz für die Essenz – und Ich-Identität entwickelt werden. Die Hülle gibt sich als Essenz, die

Illusion als Wahrheit. »Der Mensch schläft und kümmert sich nur um das, was nutzlos ist, und lebt in einer falschen Welt.« (Sanai, Sufi-Meister)

Die Diener übernehmen das Haus des Herrn, der für lange Zeit verreist ist, und vergessen, dass sie die Diener sind, und glauben sogar, dass ihnen das Haus gehört.

Der Verlust der Essenz und innerer Wahrnehmung, die Trennung vom Transpersonalen, Feinstofflichen, vom reinen Bewusstsein – das auch mit Licht, Liebe und Freude in Verbindung gebracht wird –, führt zu einem allgemeinen Verlust einer Perspektive, der sich negativ auswirkt.

Der Mensch weiß nicht mehr, warum er lebt, was er tun soll, wohin er geht, wozu er geht und, vor allem nicht, wer er ist. Er ist verloren und irrt durch seine selbst erschaffene Welt. Er kann sich nur an seine falsche Persönlichkeit und seine erschaffene Umwelt halten, deren Normen akzeptieren, seinen Träumen nachjagen und versuchen, seine Identität aufrechtzuerhalten.

ZURÜCK ZUM URSPRUNG

■ *Einstimmung.*

*Halten Sie ZONE 1 und klopfen Sie den
Fontanellenpunkt. Sie können auch ZONE 3
halten und den Stirnpunkt klopfen.
Variieren Sie, bis Sie damit erfolgreich sind.*

*Sie sprechen die Sätze vor, der Klient wiederholt.
Achten Sie auf Pausen, die jedoch nicht zu lange
dauern sollten. Es gibt zwei gegenteilige Aspekte,
die Sie nacheinander vorsprechen.*

a) »Ich bin glücklich, ich zu sein.«
b) »Mein Selbst ist glücklich.«
c) »Ich bin ich.«
d) »Ich bin mein Selbst.«
e) »Ich bin hier.«
f) »Das bin ich.«
g) »Ich handle.«
h) »Ich entscheide.«
i) »Ich bin der Anfang, die Quelle,
   der Ursprung, das Alles.«
   (Wählen Sie einen Begriff aus.)

Kurze Pause machen. Weiter halten.

a) »Ich bin glücklich, nichts zu sein.«
b) »Mein Selbst ist weder glücklich noch
   unglücklich.«

c) »Das bin nicht ich.«
d) »Ich bin nicht mein Selbst.«
e) »Ich bin nicht hier.«
f) »Ich bin nicht ich.«
g) »Ich handle nicht.«
h) »Ich entscheide nichts.«
i) »Ich bin nicht der Anfang, die Quelle,
   der Ursprung, das Alles.«
   (Wählen Sie den oben entsprechenden
   Begriff aus.)

Vermeiden Sie weitere Gespräche oder Diskussionen über das Geschehen. Lassen Sie den Klienten in dem (meistens) stillen Zustand. Gerade nach dieser S.E.P.-Sequenz empfehle ich den Klienten, nachher nicht oder nur das Nötigste zu reden und, wenn es geht, erst einen Tag später.

VORSTELLUNGEN, WERTUNGEN UND ANNAHMEN LÖSCHEN

■ *Einstimmung.*

Halten Sie ZONE 1 und klopfen Sie den Fontanellenpunkt. Sie sprechen die Sätze vor, der Klient wiederholt. Pausen lassen.

»Ich bin ein Opfer.«
»Ich entscheide es.«
»Ich habe keine Wahl.«
»Ich wähle.«
»Das Leben ist ein Drama.«
»Das Leben ist ein Spiel.«
»Das Leben ist schwer.«
»Das Leben ist leicht.«
»Niemand liebt mich.«
»Ich werde geliebt.«
»Ich bin schwach.«
»Ich bin stark.«
»Mir fehlt so viel.«
»Ich habe, was ich brauche.«
»Ich bin nicht bereit, etwas Neues zu erleben.«
»Ich bin bereit, Neues zu erleben.«
»Ich bestimme alles.«
»Ich mache das alles.«
»Ich bin.«

Ziel dieser Sequenz ist das Leersein von Vorstellungen, Wertungen und Annahmen.

SCHLUSSWORT

Eine Geschichte:

So viele Jahre hatte ich dich gefürchtet. Alles Tun und Nichttun war darauf ausgerichtet, dich nicht zu treffen. Wann immer ich dich in meiner Nähe wusste, flüchtete ich und schuf Situationen, dich mir fernzuhalten.

Ich wusste nach all den Jahren nicht mehr, warum, und schließlich warst du mir zu einem Fremden geworden. Aber ich fürchtete mich immer noch vor dir. Ich wollte dein Gesicht nicht sehen, deinen Atem nicht hören, deinen Duft nicht riechen, deine Berührung wäre tödlich gewesen.

Und dann kamst du, ein Fremder, und doch wusste ich gleich, als ich deine Schritte nahen hörte, dass du es bist. Du bliebst vor der Tür stehen. Ich wandte mich um, schaute aus dem Fenster, noch hätte ich aus dem Fenster springen können. Das Herz schlug schneller, der Verstand raste.

Es war klar, die Begegnung konnte nicht mehr verhindert werden, und in diesem Moment willigte ich ein:

Tritt ein, lass es uns hinter uns bringen.

Als sich die Tür öffnete und du eintratst, erwartete ich deinen Zorn, deine Rache, deine Strafe dafür, dass ich dich abgewiesen hatte, dass ich dich verleugnet hatte.

Nun konnte ich nicht mehr anders, ich wandte mich um, um dich zu sehen. Du blicktest mich still an, und ich erkannte, dass der, der zur Tür eingetreten war, ich selbst war.

* * *

Ich wünsche Ihnen viele erfreuliche Begegnungen mit Menschen, wenn Sie die Methode anwenden.

Spielen Sie mit ihr. Variieren Sie Ihre Abläufe, wo und wann Sie halten und klopfen. Sehr wahrscheinlich werden Sie die für Sie beste Reihenfolge finden und möglicherweise aus dieser Methode noch mehr machen oder ableiten.

Ihr
Erich Keller

Falls Sie mich wegen Trainings, Kursen, Einzelsitzungen oder speziellem Coaching kontaktieren möchten, hier meine E-Mail-Adresse: *erich-keller@gmx.de.*

Weitere Informationen finden Sie auf meiner Website: *www.erich-keller.de.*

Das neue Buch zum Journey Prozess

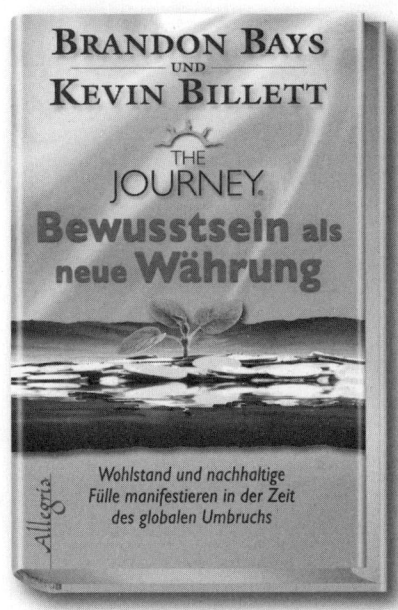

**BRANDON BAYS/
KEVIN BILLETT
The Journey – Bewusstsein
als neue Währung**
Wohlstand und nachhaltige
Fülle manifestieren in der Zeit
des globalen Umbruchs
304 Seiten
€ [D] 19,90 / € [A] 20,50
sFr 35,90
ISBN 978-3-7934-2172-6

Brandon Bays zeigt die Möglichkeiten der Weiterentwicklung unseres Bewusstseins durch die globale Wirtschafts-, Finanz- und Klimakrise. Im Mittelpunkt stehen Anregungen zur Überwindung von Verlust- und Zukunftsängsten. Dabei geht die Autorin ausführlich auf die neuen Bewusstseins- (»Manifestations«-) Techniken ein, wie sie in »The Secret« und »The Law of Attraction« propagiert werden. Was sie mit ihrem Bestseller »The Journey« begann, führt Brandon Bays hier auf einer neuen Ebene fort.

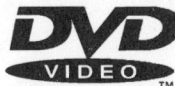
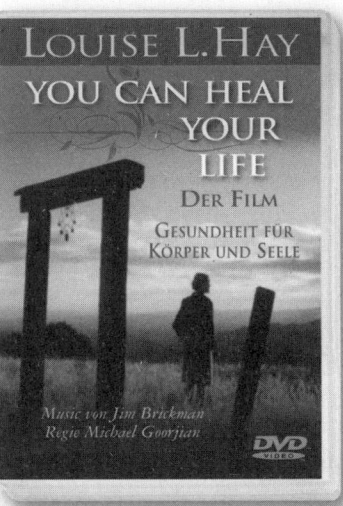

Das Einführungsbuch für jeden – der EFT-Bestseller von Erich Keller

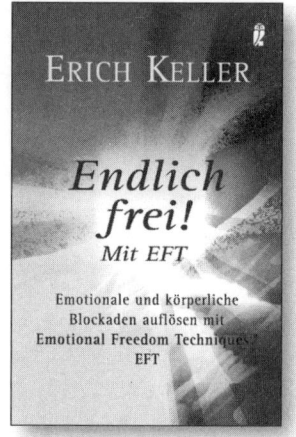

Emotional Freedom Techniques (EFT) ist eine völlig neuartige, einfach zu erlernende Methode, mit der man sich selbst von Phobien, psychosomatischen Schmerzen, Depressionen, inneren Zwängen und Beziehungsproblemen befreien kann. Durch Affirmation und das rhythmische Berühren bestimmter Akupressur-Punkte verlieren sich alle Arten von inneren Blockaden mit ein bis zwei Anwendungen in wenigen Minuten.

ERICH KELLER
Endlich frei! Mit EFT
€ 7,95 · 160 Seiten
ISBN: 978-3-548-74278-6

ERICH KELLER
Endlich frei in der Partnerschaft
Geb. € 16,– · 182 Seiten
ISBN: 978-3-7934-2016-3